Schmerz und Depression

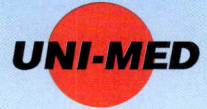

UNI-MED Verlag AG
Bremen - London - Boston

Dr. med. Christof Keller
Neurologe, spez. Schmerztherapie, Rehabilitationswesen, Umweltmedizin
Chefarzt der Abteilung für Neurologie und Neurologische Frührehabilitation
Rheinhessen-Fachklinik Alzey
Dautenheimer Landstr. 66
55232 Alzey
Email: c.keller@rheinhessen-fachklinik-alzey.de
Tel.: 06731/501450

Keller, Christof:
Schmerz und Depression/Christof Keller.-
2. Auflage - Bremen: UNI-MED, 2006
(UNI-MED SCIENCE)
ISBN 3-89599-939-3

© 2004, 2006   by UNI-MED Verlag AG, D-28323 Bremen,
                International Medical Publishers (London, Boston)
                Internet: www.uni-med.de, e-mail: info@uni-med.de
Printed in Europe

UNI-MED. Die beste Medizin.

In der Reihe UNI-MED SCIENCE werden aktuelle Forschungsergebnisse zur Diagnostik und Therapie wichtiger Erkrankungen "state of the art" dargestellt. Die Publikationen zeichnen sich durch höchste wissenschaftliche Kompetenz und anspruchsvolle Präsentation aus. Die Autoren sind Meinungsbildner auf ihren Fachgebieten.

Vorwort und Danksagung zur 2. Auflage

Für Kenia, Nikolai und Viktor !

Das Anliegen, die Zusammenhänge von Schmerz und Depression darzulegen, muß immer aufgrund der bestehenden Fülle an Erkenntnissen der Grundlagenforschung fragmentarisch bleiben, zumal sich die Komplexität der bestehenden Fakten durch die Summation von Einzelbefunden nicht besser erfassen läßt. Häufig ist es nur der geschulte, auf langjähriger Erfahrung beruhende klinische Blick des Untersuchers, der in der Gesamtschau der Anamnese, klinischen Untersuchung und unter Berücksichtigung der vorliegenden, zumeist sehr umfangreichen Zusatzdiagnostik zu einer diagnostischen Synthese führt und zu einer einer darauf basierenden therapeutischen Entscheidung.

Neben psychosomatischen, sozialmedizinischen und zusatzdiagnostischen Aspekt kommt der Psychopharmaka-Therapie in der Behandlung sowohl chronischer, aber auch akuter Schmerzen eine zunehmend bedeutendere Rolle zu. Die Antidepresssiva der neueren Generation belegen ihre Wirksamkeit in vielen Indikationsbereichen, das Wissen über neue Wirkmechanismen nimmt zu.

Erstmals in der Geschichte der Antidepressiva wurde im Juli 2005 von der europäischen Zulassungsbehörde (EMEA) für Duloxetin (Cymbalta®) die Zulassung für eine spezifische Indikation aus der Schmerztherapie (Schmerzen bei diabetischer Neuropathie) erteilt. Nicht nur die theoretische Grundlegung, daß dual serotonerg/noradrenerg wirksame Antidepressiva eine eigene "analgetische " Potenz aufweisen, sondern auch die vorliegenden klinischen Studien belegen die Rolle der Antidepressiva als Medikamente der ersten Wahl in der Schmerztherapie. Damit dieses Wissen Eingang findet in die breite klinische Praxis, die vielerorts immer noch anzutreffenden Vorurteile gegenüber dieser segensreichen Substanzklasse abnehmen und sich die Akzeptanz sowohl bei Verordnern als auch Anwendern erhöht, ist Anliegen dieser kleinen Monographie, die in der ersten Auflage eine gute Annahme bei der Leserschaft fand und deshalb schnell vergriffen war.

Danken möchte der Verfasser den vielen Rückmeldungen und Gesprächen mit Kollegen, die sich aus der Erstauflage ergaben, aber auch meinen Patienten, die mir täglich neue Erfahrungen und Einblicke in das Wesen des Schmerzes gewähren.

Alzey, im Februar 2006   *Christof Keller*

Inhaltsverzeichnis

Schmerz und Depression - Heimliche Verwandte aus Sicht der Evolutionsbiologie?

1. Schmerz und Depression - Heimliche Verwandte aus Sicht der Evolutionsbiologie?

1.1. Biologische Bedeutung des Schmerzes

Schmerzempfindung und -wahrnehmung haben sich im Laufe der Evolutionsgeschichte als wertvolle und für das Überleben notwendige Sinnesmodalitäten herausgebildet, so daß Schmerzwahrnehmung in ihrer primitivsten Form die Abwendung von einem potentiell schädigenden Einfluß signalisiert.

Sicherlich schon vor der Ausbildung eines Bewußtseins, wie es die menschliche Kognition auszeichnet, mußte ein Schmerzreiz als potentieller Bedrohungsfaktor mit einem affektiv negativ gefärbten Erleben und Wahrnehmen dieses Ereignisses gekoppelt werden, um protektiv wirksam werden zu können.

Liegen hier die Ursprünge einer möglichen biologischen Verwandtschaft von Schmerz und Depression verborgen und erklärt sich hieraus eine begleitende Komorbidität?

Gibt es möglicherweise gemeinsame neurophysiologische Mechanismen, die zu dieser inhaltsbezogenen Verknüpfung von Schmerz und Depression führten, und welche therapeutische Ansatzpunkte könnten sich hieraus ergeben?

Diese Fragen drängen sich in der Analyse evolutionsbiologischer Faktoren in der Herausbildung des Symptoms "Schmerz" auf , die einen positiven Selektionsdruck darstellten und damit genetisch fixiert wurden, um auch bei zukünftigen Generationen präsent sein zu können. Jedoch die alleinige negative affektive Tönung einer Sinneswahrnehmung ist sicherlich noch nicht als Depression zu bezeichnen. Länger anhaltende depressive Reaktionen auf Schmerzereignisse könnten sich wiederum über einen hierdurch ausgelösten negativen Selektionsdruck als unvorteilhaft für Individuum und Population erweisen.

Die Zusammenhänge sind somit offensichtlich sehr viel komplexer als dies auf den ersten Eindruck hin erscheint. Denn es sind ja nicht die akuten Schmerzereignisse, die zu einer Komorbidität mit Depressionen führen, sondern chronifizierte Schmerzzustände, die häufig nur noch wenig Bezug zum irgendwann einmal akut sich darstellenden auslösenden Mechanismus haben.

Was für ein Selektionsvorteil kann sich im Verlaufe der Phylogenese aus der Entwicklung einer chronischen Schmerzkrankheit ergeben haben, und dies eventuell auch noch in Kombination mit einer depressiven Affektlage unterschiedlicher Ausprägungsgrade?

Die Antwort kann nur darin liegen, daß prinzipiell primär sinnvolle biologische Mechanismen unter veränderten Lebensbedingungen der heutigen Zivilisationsgesellschaft ihre einstmals positiven Auswirkungen verlieren oder sich sogar ins Gegenteil verkehren. Wir kennen dieses Phänomen sehr gut von den Streßreaktionen, wie sie Selye sehr gut beschrieben hat, die jedoch in ihrer heutigen soziokulturellen Einbindung verheerende Folgen, insbesondere für unser Herz-Kreislaufsystem mit sich bringen. Das natürliche Gleichgewicht von Streßreizen und ihren begleitenden physiologischen Reaktionen sowie dem eigentlich notwendigen Streßabbau ist beim modernen Zivilisatonsmenschen gestört. Chronischer Dauerstreß, "ein ständiger Alarmzustand" mit neurohormonellem Substrat, kann bei längerem Anhalten zu Depressionen, Erschöpfungszuständen mit vielfältigster Symptomatik (inkl. Schmerz) führen, aber auch zu Herz-Kreislauferkrankungen.

Auch das sich mittlerweile in Ansätzen und z.T. konkreter abzeichnende Verständnis neurophysiologischer, molekularbiologischer und psychosozialer Faktoren zur Schmerzchronifizierung hat einen evolutionsbiologisch erklärbaren Ansatz.

Schmerzverstärkungsmechanismen, wie sie ihr neurophysiologisches Korrelat z.B. in einer Signalverstärkung an der Hinterhornzelle haben (z.B. "wind-up-Phänomen"), und andere neurophysiologisch ("kortikale Reorganisation") oder molekularbiologisch ("c-fos", "c-jun-Genexpression") definierte Mechanismen der verstärkten und/oder veränderten Schmerzwahrnehmung vor dem Hintergrund einer Plastizität vornehmlich des zentralen Nervensystems dienten dem Individuum als Verstärkung des primären Alarmsignals, und sollten eine Abwendung von der schädigenden Noxe bewirken. Je länger oder intensiver ein Schmerz-reiz einwirken konnte, umso mehr wurden die genannten Vorgänge der eigentlich biologisch sinn-vollen Schmerzverstärkung aktiviert, um so das In-dividuum konsequent auf den prinzipiell schädi-genden Einfluß einer Noxe aufmerksam zu ma-chen. Bei fehlender Abwehr der Noxe konnte dies auch zu einem Persistieren der Schmerzwahrneh-mung führen, eben zur Schmerzchronifizierung und der Ausbildung eines sogenannten Schmerz-gedächtnisses im heute diskutierten Kontext chro-nischer Schmerzsyndrome. Aus dem akuten Schmerz wurde ein chronischer Schmerz, auch wenn der ursprünglich auslösende akute Schmerz-reiz längst nicht mehr wirksam war. Was in der ar-chaischen Welt unserer Vorfahren einen positiven Selektionsdruck darstellte, entwickelte sich für die heutige Medizin über lange Zeit zur wenig beach-teten "crux medicorum" und zu einer der größten Herausforderungen, vor der die Medizin in dieser Komplexität je stand, der Diagnostik und Therapie chronischer Schmerzzustände.

1.2. Die endogene Schmerz-hemmung - Evolutionärer Schutz in der "kognitiven" Not des Traumas?

Auch in therapeutischen Fragestellungen scheint uns die Natur hilfreich zu sein, indem sie unter dem Einfluß biologisch langfristig aktiver Selek-tionsabläufe ebenso eine äußerst effiziente "endo-gene" Schmerzhemmung hervorbrachte, die uns in die Lage versetzt, einen realen oder potentiellen Gewebsschaden als solchen unserer Schmerzwahr-nehmung zu entziehen. Nicht nur medizinische Anekdoten, sondern auch die medizinische Grundlagenforschung haben sich dieses Phäno-mens der körpereigenen Schmerzhemmung ange-nommen. Das Phänomen der traumatischen schmerzlosen Extremitätenamputation, sei es während eines Verkehrs- oder Arbeitsunfalls oder eines kriegerischen Ereignisses, ist eine aus evolu-tionsbiologischer Sicht gelungene Möglichkeit, seine kognitiven Fähigkeiten zum Ereigniszeit-punkt auf für das Überleben notwendigere Be-wußtseinsinhalte fokussieren zu können. Die ei-gentlich in anderen Daseinszusammenhängen so wichtige Schutzfunktion der Schmerzwahrneh-mung wurde nachteilig für das weitere Überleben,

so daß eine aktive Hemmung der Schmerzwahr-nehmung sich biologisch etablieren konnte.

Das System der deszendierenden zentralen Schmerzhemmung in seiner vielgestaltigen und auf mehreren anatomischen Ebenen etablierten Ausgestaltung war "geboren" und konnte nun se-gensreich wirksam werden (siehe Basbaum und Fields 1984).

Daß sich die moderne anwendungsbezogene klini-sche Forschung die Erkenntnisse dieser körpereige-nen Schmerzhemmung nutzbar machen kann, ist zum einen ein Verdienst neurophysiologischer Grundlagenforschung, aber auch der Empirie und der Innovationsbereitschaft vieler Ärztegeneratio-nen der verschiedensten Kulturen zu verdanken, da man sich auch schon vor Tausenden von Jahren auch ohne die Kenntnis der genannten neurophy-siologischen Zusammenhänge unsere schmerz-hemmenden Bahnen therapeutisch zunutze machte. Die Opiate, die Akupunktur, Meditati-onsverfahren und weitere auch heute noch einge-setzte Regulationsverfahren, z.B. aus dem Bereich der Naturheilverfahren, sind das Ergebnis dieser Bemühungen.

1.3. Das "Schmerzgedächtnis" - Summe der Schmerzverstär-kungs- und Chronifizierungs-mechanismen?

Wer den Schmerz verstärken und verselbständigen kann, sollte jedoch auch dafür Sorge tragen, die Schmerzerinnerung wieder löschen zu können. Denn ein vom Schmerz gepeinigter Mensch ist nicht in der Lage sein Verhalten anderen (Über-) Lebensinhalten zuzuwenden, wie dies von seiner Umwelt vielleicht eingefordert wird.

Und in der Tat sind auch diese hemmenden, das "Schmerzgedächtnis" oder zunächst den akuten Schmerzeindruck löschende Mechanismen dabei, von uns Menschen begriffen zu werden (z.B. endo-genes Cannabinoid-System). Anzuführen ist in diesem Zusammenhang auch das eigentlich recht spät publizierte (Basbaum 1984) und dessen Aus-wirkungen sich nur allmählich in der neurophy-siologischen Welt etablierende deszendierende Schmerzhemmsystem, welches seines anatomi-schen Ursprung im Hirnstamm nimmt und inhi-bitorisch z.B. auf die schmerzverarbeitende Hin-terhornzelle Einfluß nimmt. Dieses ebenfalls unter evolutionsbiologischen Gesichtspunkten das Überleben sichernde System konnte wohl deshalb so erfolgreich sein, da ein akutes Trauma in der frühmenschlichen Entwicklung durchaus seiner Schmerzfolgen entledigt werden mußte, um Verhalten und Aufmerksamkeit in der Akutphase und möglicherweise darüber hinaus entscheidenderen Aspekten der Umwelt in der Sicherung des Überlebens widmen zu können.

Diese in aller Einfachheit und manchem auch naiv erscheinenden biologischen Zusammenhänge sollen unseren Horizont dahingehend erweitern, wie wir diese uns von Mutter Natur gegebenen Schmerzhemmmechanismen therapeutisch nutzen können, wie wir die chronisch gestörte Schmerzentwicklung, -ausweitung und -wahrnehmung unserer Patienten begreifen und entsprechende hilfreiche Therapiemodalitäten entwickeln können.

1.4. Neurobiologische "Kopplung" von Affekt und Schmerz

Nicht nur hypothetische Hinweise aus allgemeinen Überlegungen der Verhaltensforschung führen zu einem möglichen Zusammenhang zwischen Schmerz und Depression, sondern auch experimentelle Untersuchungen an Samairi-Affen, wie sie von Newman und Mitarbeitern veröffentlicht wurden (1982). Wesentlich zur Aufrechterhaltung der Mutter-Kind-Beziehung scheint der Gyrus cinguli anterior als Bestandteil des limbischen Systems zu sein, der auch für die Wahrnehmung von Affekten und Emotionen von Bedeutung ist. Perigenuale Sektoren des Gyrus cinguli anterior erhalten thalamische Projektionen von Kerngebieten, die auch an der zentralen Schmerzverarbeitung beteiligt sind. Durch niedrig dosierte Morphingaben läßt sich der Trennungsruf von der Mutter bei dieser Affenspezies unterdrücken, eine Reversibilität durch Naloxon liegt vor, so daß der Begriff des "Trennungsschmerzes" auf dieser Ebene sein morphologisches Korrelat belegt und die Verwandschaft von Schmerz und emotionalem Bewußtseinsinhalten nahelegt.

Schon Bowlby (1976) zeigt in seinen klassischen Arbeiten zum Bindungsverhalten von Säuglingen, daß Bindungsverhalten besonders in Streßsituationen aktiviert wird. So konnte weiterhin gezeigt werden, daß sicheres frühkindliches Bindungsver-

halten mit einer besseren Streßverarbeitung korreliert und umgekehrt unsicheres Bindungsverhalten mit einer schlechteren Streßtoleranz einhergeht und somit eine frühzeitigere und möglicherweise später eine sich entwickelnde chronische "vorzeitige" Streßaktivierung biologisch implementiert wird. Frühzeitiges Anspringen der Streßmechanismen ergibt als Folge eine erhöhte Aktivität der Hypothalamus-Epiphysen-Nebennieren-Achse mit resultierenden Funktionsstörungen, konsekutiver Depression und Schmerzverarbeitungsstörungen, wie dies experimentelle Daten und klinische Befunde nahelegen.

Wie von Hell in seiner "Ethologie der Depression" 1993 eingehender in der biologischen Analyse depressiver Zustände aus der Sicht der Evolutionsbiologie vorweggenommen und 2000 ausgeführt wird, ist die Kraepelin´sche Beobachtung der Hemmung des Denkens und Wollens bei depressiven Zuständen Folge einer evolutionär adaptiven Coping-Strategie: "Es wird hier die Annahme vertreten, daß auch dem Gehirn in Extremsituationen nur eine begrenzte Anzahl von Mechanismen zur Verfügung steht, um auf Extremsituationen zu reagieren, welche die Integrität des Organismus unmittelbar gefährden. In Anlehnung an Wall schlagen wir vor, daß ein unbewußter Priorität-Selektionsmechanismus in Frühphasen depressiver Episoden dem motorischen Verhaltensmuster und dem subjektiven Gefühl des Schmerzes Priorität beimisst und dementsprechend einen Schmerzzustand im Sinne einer evolutionär adaptiven, passiven Coping-Strategie wählt. Schmerzempfindungen als bewußtes Phänomen treten erst in einer zweiten Epoche der sensorischenn Analyse auf und sind dann von weiteren Symptomen des depressiven Syndroms begleitet".

1.5. Therapeutischer Ausblick

Ein Weg (von vielen möglichen) besteht darin, unser endogenes Schmerzhemmsystem durch die Gabe von antidepressiver Medikation in seiner biologischen Funktion zu unterstützen und zu verstärken. Die gerade bei chronisch kranken Schmerzpatienten sich zeigenden Grenzen einer analgetischen Therapie müssen uns auch darin bestärken, psychosoziale Einflußfaktoren auf unsere Schmerzverarbeitung besser kennenzulernen, um sie gleichfalls therapeutisch nutzen zu können. Nicht nur die Therapie des depressiven Begleitaffekts unterschiedlichster Ausprägung bei Schmerzpatienten, sondern auch die primär analgetischen Eigenschaften von Antidepressiva können uns in diesem Zusammenhang eine Hilfe und auch Brücke zum weiteren Verständnis der möglichen biologisch aus guten Gründen angelegten Verwandschaft und der brüder- oder schwesterlichen Nähe von Schmerz und Depression sein.

Literatur

Hell, D. (ed.) Ethologie der Depression. Stuttgart: Gustav Fischer Verlag, 1993

Newman, J.D., Murphy, M.R., Harbaugh, C.R.: Naloxone-reversible suppression of isolation call production after morphine injections in squirrel monkeys. Soc. Neurosci Abstr. 1982; 8: 940

Bowlby, J.:Trennung. Psychische Schäden als Folge der Trennung von Mutter und Kind; Kindler 1976.

Schmerz und Depression - die klinische Korrelation?!

2. Schmerz und Depression - die klinische Korrelation?!

Mögliche ätiologische Zusammenhänge zwischen chronischen Schmerzzuständen und depressivem Affekt wurden und werden in der Literatur bis dato z.T. recht kontrovers und aus unterschiedlichen erkenntnistheoretischen Ansatzpunkten heraus diskutiert. Die erklärenden Konzepte reichen von einer Überschätzung der Bedeutung depressiver Verstimmungszustände für die Entstehung und Erhaltung chronischer Schmerzsyndrome, z.B. im Sinne einer "larvierten" oder "maskierten" Depression (Kielholz), bis hin zu der Interpretation einer rein sekundären Reaktion auf Schmerzzustände ohne eigenes ätiologisches Moment.

2.1. Das diagnostische Dilemma

Wer möchte bezweifeln, daß Patienten mit chronischen Schmerzzuständen häufiger unter depressiven Verstimmungszuständen leiden als Gesunde, die nicht unter Schmerzen leiden. Die Problematik besteht darin, daß der behandelnde Arzt oder der Schmerztherapeut ebenso wie der Orthopäde und vielleicht auch der Neurologe sich mit der Diagnose einer Depression schwer tun. Denn häufig handelt es sich nur um leichte depressive Verstimmungszustände, die als eine dem Schmerzsyndrom angemessene Reaktion angesehen werden können. Und manchem behandelnden Kollegen kommt dann auch immer noch die Diagnose einer "maskierten Depression" in den Sinn, wenn sich eine Diskrepanz zwischen organ-morphologischem Befund und subjektiver Schmerzwahrnehmung ergibt. Begrifflichkeiten wie Somatisierungsstörung, somatoforme Störung oder Hypochondrie laden gleichfalls zu einer Beliebigkeit in der Diagnosestellung ein, damit alle anderen Kollegen in der professionellen Kommunikation durchaus den Trend der "affektiven" Diagnose oder zumindest Mitbeteiligung erkennen können.

Psychiatrische oder psychotherapeutisch ausgebildete Kollegen werden häufig nicht zu Rate gezogen, weil sehr lange Wartezeiten davon abhalten, jedoch auch der betreffende Patient damit eine vorschnelle diagnostische Zuordnung von Seiten des überweisenden Kollegen interpretiert und sich falsch verstanden und in seiner Schmerzproblematik nicht angenommen fühlt.

Der immer wieder empfohlene Einsatz von psychometrischen Kurztests führt meistens auch zu keiner höheren diagnostischen Klarheit, insbesondere dann nicht, wenn die Schmerzsymptomatik kompliziert wird von einer begleitenden sozialmedizinischen Auseinandersetzung oder eines Begehrens (Versorgungsamt, EU/BU-Rente, Sozialgericht etc.), da die subjektiven Angaben vor diesem Hintergrund eine gewisse Verdeutlichungstendenz aufweisen können.

Wie jedoch bezeichnet man die klinisch allgemein bekannte Tatsache, daß ein Patient mit einer laufenden sozialrechtlichen Auseinandersetzung eine extrem ungünstige Prognose hinsichtlich Remission oder Linderung der Beschwerden aufweist, und wo die Strukturen unseres Sozialsystems ein erhebliches Chronifizierungspotential darstellen? Auch auf diese Frage läßt sich unter den derzeitigen strukturellen Gegebenheiten unseres Gesundheitssystems keine befriedigende Antwort geben.

Dessen ungeachtet werden Abermillionen Euro in schon zu Beginn als sinnlos zu bezeichnende sogenannte Rehabilitationsmaßnahmen investiert, ohne daß die zugrundeliegende sozialmedizinische oder auch psychiatrische Problematik entsprechende Berücksichtigung findet. Begriffe wie Simulation oder Aggravation werden in diesem Zusammenhang sehr schnell eingesetzt, aber wird man damit dem Patienten gerecht?

Vor diesem komplexen diagnostischen Dilemma stehen wir, wenn wir uns mit der Frage Schmerz und Depression beschäftigen.

2.2. Komorbidität oder die Frage nach Henne und Ei

Die wissenschaftliche Auseinandersetzung mit der Komorbidität von Schmerz und Depression hängt sehr eng mit der Frage der diagnostischen Zuordnung einer depressiven Störung und des verwendeten Untersuchungsinstrumentariums zusammen, auch die klinische Erfahrung des Untersuchers ist von Bedeutung ebenso wie die Ermittlung des Schweregrades eines depressiven Syndroms. So fließen viele Unwägbarkeiten in die Untersuchungen zu dieser Thematik ein, die zudem einen Vergleich z.T. nicht zulassen oder ihn sehr erschweren. Dies erklärt möglicherweise die recht konträren Auffassungen darüber, zu welchem Anteil chronische Schmerzsyndrome von einer Depression begleitet sind und welchen ätiologischen Anteil sie an der Ausprägung der Schmerzsymptomatik haben. Auch die Frage der Verlaufsbeurteilung ist in diesem Kontext von Bedeutung. Ging ein depressiver Verstimmungszustand der Schmerzmanifestation voraus, oder war es umgekehrt, und die Depression ist eine Reaktion auf den Schmerz?

Die enge Verknüpfung von Depression und Schmerz wird in der historischen Betrachtung deutlich. Der prominente deutsche Nervenarzt Wilhelm Griesinger (1817-1868) gebrauchte die Begriffe "Psychischer Schmerz" und "Depressive Gemütszustände" weitgehend synonym, zählte das Symptom "Schmerz" zu den wichtigsten Symptomen einer Depression. Eine klare Trennung von seelischem Schmerz und körperlichem Schmerz wird auch in der Folgezeit nicht erkennbar. Von Krafft-Ebing (1887) stammt der Begriff der "Anaesthesia psychica dolorosa" und beschreibt die psychisch empfundene Schmerzhaftigkeit der emotionalen Empfindungslosigkeit des depressiven Patienten sehr treffend und prägnant. Auch der Begriff der Melancholia hyperalgetica wurde benutzt (Groen 1984).

Auch neuere Untersuchungen beschäftigen sich wieder, ausgehend von neurobiologischen Verknüpfungshypothesen zwischen Affekt und Schmerzwahrnehmung mit dem psychischen Schmerz als Symptom der Depression und der daraus sich ableitenden Verwandschaft zum körperlichen Schmerz (Bader und Hell 2000).

Die Vermutung, daß sich hinter seelisch verursachten körperlichen Schmerzen oder Schmerzen, die man nicht hinreichend organisch erklären kann, ein Depressionsäquivalent verbergen könnte, hat zur diagnostischen Bezeichnung der larvierten oder maskierten Depression geführt (Walcher 1969).

Huber (1987) ordnet die sogenannte larvierte Depression den leiblichen Mißempfindungen (sog. Vitalstörungen) im Rahmen einer endogenen Depression zu : "Die endogene Depression ist hinter der "Larve" körperlicher Symptome verborgen. Der mißverständliche Begriff, der den Arzt, zumal den Allgemeinarzt und Internisten, den solche Patienten überwiegend aufsuchen, daran erinnern soll, daß eine endogene Depression vorliegen kann, führt oft auf eine Straße des Irrtums, weil er dazu verleitet, alle möglichen (erlebnisreaktiven, hirnorganisch bedingten und endogenen) Verstimmungszustände ohne diagnostische Differenzierung hierher zu subsummieren."

Somit äußert sich Huber kritisch gegenüber dem inflationären Gebrauch der Diagnose einer larvierten Depression, ist sie doch im eigentlich diagnostischen Sinn der endogenen Depression zuzuordnen und nicht den vielfältigen Ausprägungen an Befindlichkeitsstörungen, die zu den somatoformen Störungen zu rechnen sind, auf die gesondert eingegangen wird.

Die Angaben bezüglich des gemeinsamen Auftretens von Depression und Schmerz schwanken zwischen 10 % (Pilowsky 1977) und 83 % (Blumer 1982). Diese großen Unterschiede erklären sich aus der fehlenden und/oder nicht vergleichbaren Operationalisierung der verwendeten Diagnosen, der Verwendung von Selbstbeurteilungsskalen etc.

Nach Verwendung eines gleichen Diagnoseinstruments (DSM-III) kommen Pilowsky (1988) und auch Fishbain (1997) zu der Auffassung, daß der Anteil von chronischen Schmerzpatienten, die zugleich an einer "major depression" leiden, bei ca. 25 % liegt, wobei es sich bei der major depression um eine manifeste psychiatrische Symptomatik handelt, in die die leichteren depressiven Verstimmungszustände, unter denen chronische Schmerzpatienten häufig leiden, nicht eingehen. Fishbain (1997) kommt in seiner Übersicht nach Analyse von 191 Studien zu der Auffassung, daß depressive Störungen eine Folge des Schmerzsyndroms sind und nicht umgekehrt. Bestimmte Schmerzsyndrome, wie z.B. der neuropathische Schmerz, weisen eine besonders hohe Korrelation auf.

Umgekehrt fanden Pilowsky und Bassett (1982) bei 56 % als depressiv diagnostizierten psychiatrischen Patienten Schmerzsyndrome. Es ist ein Nachteil der rein phänomenologisch ausgerichteten Diagnosesysteme, daß das Schmerzerleben in die Diagnosekriterien der Depression keinen Eingang gefunden hat. Vielen Menschen, insbondere Kindern und vornehmlich alten Menschen ist es nicht möglich ihre Befindlichkeit adäquat zu beschreiben und in der Exploration zu artikulieren. Somit ist es keine seltene klinische Beobachtung, daß Patienten Gefühle der Traurigkeit nicht direkt mitteilen können, sondern sich dieser Affektzustand über somatische Symptome ausdrückt. Neben dem Schmerz ist hier vor allem das Symptom des Schwindels oder der "Taumeligkeit" anzuführen. Ursächlich kann die im Rahmen des familiären und auch gesellschaftlichen Sozialisierungsprozesses gemachte Erfahrung sein, daß die direkte Äußerung emotionaler Zustandsbilder nicht erwünscht ist, z.T. fehlen auch die nötige Introspektionsfähigkeit oder die nötigen kognitiven Ressourcen, um die eigene Befindlichkeit adäquat zum Ausdruck bringen zu können. Schmerz kann im Zentrum depressiven Erlebens stehen, wie wir dies häufig bei depressiven Erkrankungen im Alter sehen, dies als mögliches sogenanntes Vitalzeichen einer Depression nach Huber (1987). Die Therapieresistenz hartnäckiger Schmerzsyndrome im Alter kann auf eine zugrundeliegende Depression hinweisen, so daß eine eingehendere psychiatrische Untersuchung erfolgen muß.

2.3. Die differentialdiagnostische Zuordnung eines depressiven Affekts

Selbstbeurteilungsbögen, über die der Patient standardisiert über seine Befindlichkeit und seinen emotionalen Status befragt wird, können eine wertvolle Hilfe im diagnostischen Screening nach einer Depression sein. Es obliegt jedoch immer der persönlichen Erfahrung des Arztes und seiner psychiatrischen Kenntnisse, eine solche Diagnose zu stellen und die sich daraus ergebenden therapeutischen Konsequenzen in die Wege zu leiten.

Das aktuell breit eingesetzte diagnostische Klassifikationssystem der Weltgesundheitsorganisation orientiert sich nicht mehr wie frühere Klassifikationssysteme an zugrundeliegenden ätiopathogenetischen Hypothesen (endogen, neurotisch, reaktiv etc.), sondern in erster Linie an der Phänomenologie, die sich auch in Verlauf und Schweregradeinteilung dokumentieren läßt. So ist nach ICD-10 die Diagnose einer depressiven Störung bei chronischen Schmerzzuständen dann zu stellen, wenn bestimmte depressive "Kernsymptome" und "Zu-

satzsymptome" beim Patienten vorliegen. Von den drei in der Definition vorgegebenen Kernsymptomen müssen mindestens zwei vorhanden sein. Je mehr Zusatzsymptome vorliegen, umso stärker ist der Schweregrad der Depression anzunehmen.

Diagnostische Hauptkriterien (mindestens zwei) nach ICD-10
• Depressive Stimmung über mindestens zwei Wochen
• Interese- oder Freudeverlust an normalerweise angenehm empfundenen Tätigkeiten
• Verminderter Antrieb oder gesteigerte Ermüdbarkeit
Diagnostische Nebenkriterien nach ICD-10 (je mehr, umso schwerer die Erkrankung)
• Verlust des Selbstvertrauens oder des Selbstwertgefühls
• Ausgeprägte und unangemessene Schuldgefühle und Selbstvorwürfe
• Suizidgedanken oder -pläne
• Konzentrationsstörungen, Unentschlossenheit oder Unschlüssigkeit
• Psychomotorische Agitiertheit oder Hemmung
• Schlafstörungen
• Appetitverlust oder - steigerung mit entsprechender Gewichtsveränderung

Tab. 2.1: Diagnostische Kriterien depressiver Erkrankungen nach ICD-10 (F32.-/F33.-).

Nach der ICD-10 Ziffer F32 (depressive Episode) sind in Abhängigkeit von der Anzahl der zutreffenden Nebenkriterien drei Schweregrade zu unterscheiden:

• F32.0 Leichte depressive Episode

• F32.1 Mittelgradige depressive Episode

• F32.2 Schwere depressive Episode ohne psychotische Symptome

Bei Vorhandensein psychotischer Begleitsymptome ist zu kodieren:

• F32.3 Schwere depressive Episode mit psychotischen Symptomen

Bei atypischer Verlaufsform ist zu kodieren:

• F32.8 Atypische/larvierte Depression

Falls wiederkehrende depressive Episoden von mindestens 2 Wochen Dauer auftreten, ist die F33.- zu kodieren mit folgenden Verlaufsformen:

- F33.0 Gegenwärtig leichte Episode
- F33.1 Gegenwärtig mittelgradige Episode
- F33.2 Gegenwärtig schwere Episode ohne psychotische Symptome
- F33.3 Gegenwärtig schwere Episode mit psychotischen Symptomen

Die früher gebräuchliche Bezeichnung einer sogenannten reaktiven Depression, wird jetzt nach ICD-10 als

- F43.0 Anpassungsstörungen
- F43.20 Kurze depressive Reaktion
- F43.21 Längere depressive Reaktion
- F43.22 Angst und depressive Reaktion, gemischt

bezeichnet, wobei eine vorausgegangene Belastungssituation (z.B. Verlust oder Tod einer nahen Bezugsperson, erhebliche psychosoziale Belastung) belegbar sein muß.

Bei einer meist nicht so stark ausgeprägten und länger über Monate und Jahre anhaltenden Depression spricht man von einer

- F34.1 Dysthymie.

Die Vielfalt der depressiven klinischen Erscheinungsbilder spiegelt sich auch in den pathogenetischen Vorstellungen wieder. Letztlich muß man von einem multifaktoriellen Geschehen ausgehen, in das verschiedene Faktoren in unterschiedlicher Wichtung eingehen (psychosoziale, biologische und genetische). Belegt in der Therapie ist die beste Wirksamkeit einer kombinierten Psychopharmako - und Psychotherapie. Die Kombination ist den jeweiligen Einzelverfahren überlegen.

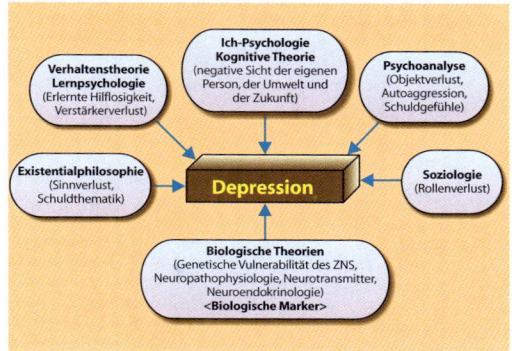

Abb. 2.1: Ätiologie der Depression (Modell nach Laux 1986).

2.4. Somatisierungsstörung und Schmerz

In den Symptombereich Schmerz und Depression ist auch die Somatisierungsstörung einzubeziehen, da bei dieser Diagnose sowohl eine Schmerzsymptomatik im Vordergrund steht als auch begleitend eine Depression vorliegen kann.

Unter dem Konzept der Somatisierung, wie es von Lipowski (1988) formuliert wurde, versteht man die Neigung, körperliche Beschwerden als Antwort auf psychosoziale Belastungen, die üblicherweise verleugnet werden, zu erfahren und zu kommunizieren sowie medizinische Hilfe dafür in Anspruch zu nehmen. Dem Somatisierungskonzept wird die ICD-10 gerecht, indem sie unter dem Kapitel somatoforme Störungen (F45) mehrere Diagnosen subsummiert.

▶ F45.- Somatoforme Störungen

- F45.0 Somatisierungsstörung
- F45.1 Undifferenzierte Somatisierungsstörung
- F45.2 Hypochondrie
- F45.3 Somatoforme autonome Funktionsstörungen
- F45.4 Anhaltende somatoforme Schmerzstörung

Obgleich sich häufig eine zeitlich enge Korrelation zwischen Auftreten einer körperlich wahrgenommenen Symptomatik und belastenden Lebensereignissen anamnestisch herstellen läßt, weisen die Patienten typischerweise einen solchen Zusammenhang weit von sich. Die Konfrontation mit dieser Korrelation führt zu weiterer Abwehr dieser Erkenntnis und auch zu einer Kränkung und nicht

Ätiologische Aspekte der Depression	
Genetische Aspekte	Familienuntersuchungen zeigen ein erhöhtes Risiko, an einer major depression zu erkranken, wenn bereits in der Familie affektive Erkrankungen vorkamen (10-15 % Erkrankungsrisiko für Angehörige ersten Grades statt 7 % in der Allgemeinbevölkerung; 15-20 % statt 1-2 % für bipolare Erkrankungen); Risiko bei 2 affektiv erkrankten Elternteilen ca. 55 %. Insbesondere zwischen eineiigen Zwillingspaaren ist die Konkordanz hoch (50 % für unipolare, 80 % für bipolare affektive Erkrankungen). Wahrscheinlich sind *mehrere genetische Alterationen* beteiligt; ein einzelnes verantwortliches Gen konnte bisher nicht identifiziert werden.
Neurobiologische Aspekte	• Beteiligung von *Neurotransmittersystemen*, wie Serotonin-, Noradrenalin-, Acetylcholin-System (Monoaminmangel-Hypothese, Dysbalance-Hypothese) • Veränderungen in *Rezeptordichte und -sensitivität* • Veränderungen in der *Signalübertragung* (second-messenger-Systeme, Ca-Homöostase)
Neuroendokrinologische Aspekte	*Regulationsstörung* in der Hypothalamus-Hypophysen-Nebennierenrinde- bzw. Schilddrüsen-Achse, Hyperkortisolismus
Chronobiologische Aspekte	• *Saisonale Rhythmik* ("Winterdepression"), *Tagesrhythmik* • Veränderungen in der *Schlafarchitektur* (Veränderungen des REM-Schlafmusters)
Somatische Aspekte	• Einfluss akuter/chronischer *somatischer* Erkrankungen und ggf. eingesetzter Medikamente • Einfluss *exogener Stoffe*, wie etwa Drogen, Alkohol, Umweltgifte etc.
Gonadale hormonelle Aspekte	Bei Frauen Einfluss zyklusgebundener hormoneller Veränderungen; veränderte Hormonsituation in der Pubertät, Schwangerschaft, nach einer Entbindung, in der Postmenopause.
Psycho-dynamische Aspekte	Störung der Mutter-Kind-Beziehung, Ich-Schwäche, Störung des Selbstwertgefühls (narzisstische Krise) mit fehlverarbeiteter, gegen sich selbst gerichteter Aggressivität; Wiederholung frühkindlicher traumatisierender Erfahrungen führt zur Reaktualisierung negativer Gefühle.
Lerntheoretische/kognitive Aspekte	• Modell der *"erlernten Hilflosigkeit"*: Das Erleben nicht beeinflussbarer Ereignisse führt bei internaler Attribution ("persönliches Versagen") zu Hilflosigkeitsverhalten mit Rückzug, Verschlechterung der Befindlichkeit, Entwicklung von Depressionen und psychosomatischen Beschwerden. • Kognitive Theorie: Depression entsteht aus gestörten Kognitionen: Negative Wahrnehmung der eigenen Person, Umwelt, Zukunft (kognitive Triade), "automatische Gedanken" mit typischen logischen Fehlern, wie etwa Übergeneralisierung, "Schwarz-Weiß-Denken" etc. • *Verhaltenstheoretische Sichtweise*: Depression ist eine Störung der Selbstwahrnehmung, Selbstbewertung und Selbstverstärkung • *"Verstärkerverluste"* führen evtl. zur Depression, tragen auf jeden Fall aber zur Aufrechterhaltung bei ("Belohnungen" bzw. Verstärkerquellen, die bisher bedeutsam waren, gehen verloren, z.B. durch Verlust einer Bezugsperson).

Persönlichkeit	• *Obsessoide* Persönlichkeitsmerkmale ("Typus melancholicus"); Persönlichkeits-struktur mit Ordentlichkeit, Übergenauigkeit, Pflichtbewußtsein, Rigidität; Konzept von Inkludenz und Remanenz (hinter den eigenen hohen Ansprüchen zurückbleiben) • *Selbstunsichere* Persönlichkeit mit geringer Konfliktfähigkeit etc.
Psychosoziale Aspekte	Frühere und aktuelle *Lebenssituation*, Belastung durch partnerschaftliche und fa-miliäre Konflikte, finanzielle und berufliche Probleme etc.
Aktuelle belasten-de Lebens-ereignisse ("life events")	Aktuell auftretende belastende *Lebensereignisse*, wie etwa Verlust eines Angehöri-gen, eigene schwere Krankheit, Arbeitslosigkeit. Ein "life event" kann aber auch in einer positiven Veränderung bestehen, wie etwa einer beruflichen Beförde-rung, einem Wohnungswechsel, einer langen Reise etc.

Tab. 2.2: Ätiologie der Depression.

selten zum Beziehungsabbruch mit dem Thera-peuten. Deshalb ist von seiten des Arztes eine sehr subtile Vorgehensweise angezeigt, bei Bereitschaft des Patienten eine psychotherapeutische Beglei-tung Mittel der Wahl. Die Ignoranz und Unkennt-nis in großen Teilen des medizinischen Systems ge-genüber dieser Diagnose, auch von seiten der Ärz-teschaft, hat erhebliche ökonomische Konsequen-zen durch hohe Kosten, die sich aus der überzoge-nen Diagnostik (Über- und Mehrfachdiagnostik) und z.T. häufigen stationären Krankenhausauf-enthalten ergeben. Langjährige Chronifizierung führt nicht selten zur Frühberentung.

Dennoch hat man den Eindruck, daß im Zusam-menhang mit Schmerzpatienten die diagnostische Zuordnung zu der Gruppe der somatoformen Stö-rungen zu undifferenziert, eventuell zu häufig und mit den fehlenden Konsequenzen getroffen wird.

Schmerz ist zwar ein bedeutendes Symptom dieser Erkrankungsgruppe, dennoch ist zu überlegen, ob bei einem langjährig chronifizierten Schmerzpa-tienten, der eventuell in einer sozialgerichtlichen Auseinandersetzung steht, der Gebrauch dieser diagnostischen Zuordnung überhaupt noch sinn-voll ist. Denn die Durchmischung von organischen und psychischen Anteilen an der Aufrechter-haltung eines Schmerzsyndroms in chronifizierter Ausprägung vor dem Hintergrund sich verselb-ständigender Chronifizierungsmechanismen im Sinne einer eigenständigen Schmerzkrankheit läßt nicht erkennen, daß die aus der Diagnose einer so-matoformen Schmerzstörung sich ergebende Konsequenz einer Psychotherapie sinnvoll und er-folgreich ist.

Nur ein multimodaler Therapieansatz kann diesen Patienten Linderung verschaffen und nicht wie von vielen Kollegen oft falsch verstanden die iso-lierte Einleitung einer Psychotherapie oder gar psychosomatischer stationärer Kuraufenthalte, wie sie so häufig mit hohen Kosten von den Ren-tenversicherungsträgern finanziert werden (aller-dings nach langer Krankheitslatenz, in der Regel erst nach Ablauf von 1,5 Jahren nach Aussteuerung durch die Krankenkasse).

Die Diagnosen aus der Gruppe der somatoformen Störungen sind deshalb im Zusammenhang mit Schmerzpatienten sehr zurückhaltend zu gebrau-chen, da die therapeutische Implikation einer im Vordergrund stehenden oder alleinigen Psycho-therapie diesen Patienten nicht gerecht wird.

> Die bei dieser diagnostischen Gruppe wichtigste Differenzierung ist die zwischen einer Somati-sierungsstörung (F45.0) und einer anhaltenden somatoformen Schmerzstörung (F45.4).

Bei der Somatisierungsstörung stehen viele kör-perliche Symptome im Vordergrund, die mehrere Körperbereiche betreffen können, u.a. auch Schmerzsymptome. Zu diskutieren ist, ob die Fi-bromyalgie in diese Gruppe gehört, da zur Diagno-se einer Fibromyalgie neben dem Hauptsymptom Schmerz eine Reihe von Begleitsymptomen erfor-derlich sind. Die für eine Somatisierungsstörung von Körperteil zu Körperteil wechselnde Sympto-matik mit meist fluktuierendem Charakter und die fehlende Altersbindung lassen die Somatisierungs-störung von der Fibromyalgie unterscheiden, wenn auch fließende Übergänge möglich sind. Neuere Erkenntnisse, die ein mögliches neurobio-logisches Substrat der Fibromyalgie beleuchten und somit einen organischen Hintergrund bele-gen, sind ebenso von Bedeutung wie die relativ uniform sich abzeichnende muskuläre Symptomatik, die sich in einer erheblichen muskulären Druckdolenz (tender points) bemerkbar macht. Somit ist diese relativ uniforme Symptomatik einer Fibromyalgie nicht typisch für eine sogenannte Somatisierungsstörung. Mit Sicherheit ist die Fibromyalgie jedoch keine anhaltende somatoforme Schmerzstörung, ein synonymer Gebrauch dieser beiden Diagnosen ist deshalb nicht zulässig.

Bei der anhaltenden somatoformen Schmerzstörung steht nur das Symptom Schmerz im Vordergrund der Beschwerden, ohne daß ein korrelierender körperlicher Befund erhoben werden kann. Jedoch auch hier verbergen sich wiederum viele Fallstricke. Was bedeutet denn die Aussage "ohne adäquaten körperlichen Befund"? Hieraus ergibt sich ein erheblicher Interpretationsspielraum. Für manche Kollegen bedeutet dies vornehmlich eine Berücksichtigung radiologischer Befunde. Dies hat im positiven wie im negativen Fall fatale Konsequenzen. Ein Patient mit einem myofaszialen Schmerzsyndrom und dem Nachweis entsprechender muskulärer Triggerpunkte im Lumbalbereich kann einen unauffälligen radiologischen Befund der LWS aufweisen, hat deshalb aber noch lange keine anhaltende somatoforme Schmerzstörung, da die muskuläre Situation ja seinen entscheidenden adäquaten organischen Befund darstellt. Finden sich in der radiologischen Darstellung, z.B. im MRT der LWS, entsprechende degenerative Veränderungen bis hin zum Bandscheibenvorfall, der häufig asymptomatisch ist, erfolgt eine fatale iatrogene Fixierung auf einen Zufallsbefund, der wiederum auch nichts mit der "wahren Diagnose" eines myofaszialen Schmerzsyndroms zu tun hat. Somit obliegt es der klinischen Erfahrung des Untersuchers und seines z.T. auch "ideologischen Hintergrundes", ob er ein "adäquates körperliches Korrelat" für eine bestehende Schmerzsymptomatik zuerkennt oder nicht.

Die Konsequenz aus all dem Gesagten ist, daß eine enge interdisziplinäre Abklärung eines Schmerzproblems zu erfolgen hat, um eine einseitige Ausrichtung der diagnostischen Zuordnung zu vermeiden. Die Diagnose einer anhaltenden somatoformen Schmerzstörung ist aus den dargelegten Gründen sehr schwierig und man wundert sich, wie oft doch diese Diagnose aus einem diffusen Gefühl heraus vorschnell gestellt wird und damit dem Patienten ein anderer Zugangsweg zu der Lösung seines Schmerzproblems verbaut wird. Die Diagnose einer anhaltenden somatoformen Schmerzstörung ist auf keinen Fall eine Diagnose der Erstkonsultation, sondern muß sich erst häufig in einem diagnostischen Prozeß entwickeln, um dann die Basis für eine tragfähige psychotherapeutische Intervention darzustellen. In der klinischen Realität ist jedoch häufig zu beobachten, daß ein Patient die Diagnose einer anhaltenden somatoformen Schmerzstörung nur erhält, um ihm klar machen zu können:

> "Ich kann Ihnen da auch nicht mehr weiterhelfen, entweder sie müssen mit ihrem Schmerz leben oder sie gehen zum Psychiater."

Dieses häufige in dieser oder ähnlicher Form vernommene Statement trägt den Charakter eines therapeutischen Nihilismus, denn auch wenn man die entlastende Funktion dieser Aussage für den Arzt verstehen mag, ist doch auch der Psychiater überfordert, da meist eine multifaktorielle Problematik vorliegt, die mit einer psychiatrischen Behandlung allein auch nicht zu bewältigen ist. Für den Patienten stellt sie einen weiteren die Chronifizierung unterhaltenden Faktor dar, der in Unverständnis hingenommen wird, aber den Patienten letztlich in seiner Problematik alleine läßt.

Eindeutig abzugrenzen von somatoformen Störungen ist somit die Heerschar der Patienten mit muskulären Schmerzsyndromen, auch wenn diese, wie so häufig, im Rahmen psychosozialer Belastungseinflüsse entstanden sind. Muskuläre Verspannungen (psychophysiologische Spannungszustände) sind explizit über die ICD-10 in der Definition der anhaltenden somatoformen Schmerzstörung herausgenommen. Auch psychogen determinierte sekundäre Verarbeitungsprozeße (Coping) bei primären nozizeptiven oder neuropathischen Schmerzen sind zu differenzieren (Katastrophisieren, extreme Schonung etc.) und zu berücksichtigen, und vor dem Hintergrund einer primären Schmerzproblematik mit organischer Determinierung herauszuarbeiten.

Und zu guter Letzt ist eine etwaige psychische Komorbidität, die zwar sicherlich einen ungünstigen Einfluß auf eine chronische Schmerzsymptomatik hat, aber diese nicht primär determiniert, diagnostisch herauszuarbeiten und in den therapeutischen Prozeß einzubeziehen.

Bei der nur am Rande zu erwähnenden Hypochondrie (F45.2) handelt es sich um ein körperbezogenes Angstsyndrom, dessen Zuordnung eher zu den Angsterkrankungen als zu den Somatisierungsstörungen erfolgen sollte. Die Überzeugung, an einer oder mehreren schweren, möglicherweise zum Tode führenden Erkrankungen zu leiden, ist meist nicht korrigierbar und die Übergänge zum hypochondrischen Wahn sind fließend.

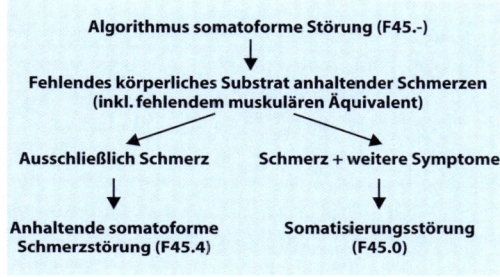

Abb. 2.2: Algorithmus somatoforme Störung.

2.5. **Suizidalität und Schmerz**

Chronischer nichtmaligner Schmerz allein ohne Depression ist kein Prädiktor für eine erhöhte Suizidalität, sondern nur dann, wenn eine begleitende Depression vorliegt (Fisher 2001). Suizidgedanken bei chronischen Schmerzpatienten werden in mehreren Arbeiten nahezu übereinstimmend bei einem Anteil von ca. 6 % gefunden, diese Rate findet man aber auch bei anderen chronischen Erkrankungen, z.B. Schlaganfallpatienten oder in einem orthopädischen Krankengut. Somit stellt sich die begleitende Depression bei allen Schmerzpatienten mit Suizidgedanken als der wichtigste Risikofaktor einer manifesten Suizidalität dar. Dabei korreliert die Depressivität nicht mit dem Grad der sich aus dem Schmerzsyndrom ergebenden Behinderung, sondern ist davon unabhängig, auch die Schmerzstärke ergibt keine Korrelation. In der Untersuchung von Fisher et al. (2001) konnten depressive Patienten eine auch ätiologisch für sie faßbare und ihrem eigenen Kausalitätsmodell entsprechende Verbindung zwischen ihrer depressiven Verstimmung und dem Befund chronischer Schmerzen bei sich selbst herstellen. Nichtdepressive Patienten waren eher von einem Überwiegen körperlicher Ursachen ihrer Schmerzsymptomatik überzeugt und somit auch von einer körperlichen Läsion als Ursächlichkeit, sie zeigten aus die-

sem Grund möglicherweise auch erhöhte Angstwerte. Interessanterweise fanden Merikangas et al. (1990) in einer Kohortenstudie an 457 jungen Schweizer Migränepatienten, daß eine Angststörung bzw. allgemeine Ängstlichkeit einen besseren Prädiktor für das Auftreten einer Migräneerkrankung darstellt als depressive Störungen. Bei einer Kombination von Angststörung und Depression verdoppelt sich das Risiko einer Migräneerkrankung gegenüber Personen ohne psychopathologische Auffälligkeiten. Die klinische Beobachtung, daß die Wahrnehmung von Schmerzen durch erhöhte Angstpegel deutlich erhöht sein kann, wird durch diese Untersuchung eindrucksvoll bestätigt, insbesondere im Zusammenhang mit einer begleitenden Depression, gerade auch im Hinblick auf Suizidalität.

Nichtdepressive Patienten, die von einer vollständig körperlichen Ursache ihrer Schmerzsymptome überzeugt waren, zeigten eine sehr viel geringere Aufgeschlossenheit gegenüber Therapiekonzepten, die eine Psychotherapie oder eine Psychopharmakotherapie beinhalteten als depressive Schmerzpatienten. Ein die Schmerzsymptomatik begleitender depressiver Aspekt scheint somit die Compliance in therapeutischen Teilbereichen zu erhöhen; ob bessere Therapieergebnisse hinsichtlich Beschwerdelinderung zu erzielen sind, wurde in der Arbeit von Fisher et al. (2001) nicht untersucht.

> Der vollendete Suizid ist bei depressiven Patienten das entscheidende Mortalitätsrisiko.

Jährlich begehen in der Bundesrepublik Deutschland ca. 15.000 Menschen Suizid, die Anzahl der Suizidversuche liegt wesentlich höher. Zwischen Suizid und Suizidversuch kann man keine scharfe Zäsur ziehen, demonstrative und spielerische Suizidversuche können unbeabsichtigt letal enden, während andererseits Suizide mit ernsthaftem Tötungswillen aus äußeren Gründen mißlingen. Sichere Kriterien der Suizidalität gibt es nicht, als Hinweise für erhöhte Suizidgefahr gelten vorausgegangene Suizidversuche oder Suizid in der Familie, deutliche Selbstvorwürfe und Schuldgefühle, anamnestische Äußerungen über die Aussichts- und Sinnlosigkeit des eigenen Lebens, ausgeprägte, ihr Ziel in der Mitwelt nicht erreichende Aggressivität, Mangel an mitmenschlichen Bindungen sowie an Verpflichtungs- und Verantwortungsgefühl gegenüber Angehörigen oder dem Arzt, plötzliche Angstparoxysmen und ausweichende Antworten auf unmittelbare Fragen nach suizidalen Absichten (Huber 1987).

Da die Depression bei Schmerzpatienten damit das wesentliche Risiko einer Suizidalität darstellt und der vollendete Suizid die wichtigste Komplikation der Depression ist, bedarf eine Depression, insbesondere von schwerer Ausprägung, der intensiven psychiatrischen Therapie, dies kann auch bedeuten, eine Therapie unter stationären Bedingungen durchzuführen.

Bei drohendem Suizid, der dem Arzt erkennbar wird, ist dieser verpflichtet, zur Abwehr von Eigengefährdung eine stationäre Behandlung, ggfs. mit Zwangsmaßnahmen, in die Wege zu leiten.

Ein sogenannter "Bilanzselbstmord" wird selten angekündigt und ist deshalb nicht zu verhindern, zumal die Absicht der Selbsttötung dem "freien Willen" des Suizidenten entspricht und zumeist keine erkennbare psychiatrische Störung im Vordergrund steht. Tritt ein Schmerzpatient jedoch mit suizidalen Äußerungen an den Arzt heran, sind diese immer sehr ernst zu nehmen, auch wenn als Motiv scheinbar eine umgebungsbezogene Demonstration eigenen Leids oder andere Gründe demonstrativen Charakters im Vordergrund stehen.

In diesem Zusammenhang stellt die depressive Komorbidität von Schmerzpatienten keine belanglose Begleiterkrankung dar, sondern einen lebenslimitierenden Komplikationsfaktor, der rascher ärztlicher Intervention bedarf. Hier ist insbesondere hausärztliche Kompetenz gefragt, da die längere Kenntnis des Patienten und dessen psychosozialen Umfeldes in die Beurteilung des Risikos miteingehen können.

Es stellt sich nun die entscheidende Frage, wann die Diagnose einer die Schmerzproblematik begleitenden depressiven Erkrankung zu stellen ist und welche Konsequenzen sich hieraus ergeben. Depression ist nicht gleich Depression, wie valide sind die Diagnosen aus dem affektiven psychiatrischen Erkrankungsspektrum?

2.6. **Die Diagnose einer Depression**

Da prinzipiell jeder Mensch zu depressiven Reaktionen fähig ist und reaktive Traurigkeit nicht an eine bestimmte Persönlichkeitsstruktur oder andere strukturelle Vorgaben der menschlichen Existenz gebunden ist, ergeben sich nachvollziehbarerweise fließende Übergänge bei affektiven Zuständen, die als angemessen und situationsadäquat sowohl vom Betroffenen als auch seiner Umgebung aufgefaßt werden. Die Pathologisierung einer depressiven Verstimmtheit unterliegt erheblichen Unterschieden, abhängig von kulturellen und gesellschaftlichen Normen, individueller Sozialisation und z.B. auch familiärer Interaktion. Obgleich man auch in anderen Teilbereichen der Medizin vor dem selben Problem steht, wird die Einordnung eines depressiven Zustandsbildes erschwert durch die alleinigen subjektiven Angaben des Patienten über seinen Zustand, die keiner objektiven Überprüfung zugänglich sind, allenfalls mit der Abgleichung seines Verhaltens und fremdanamnestischer Angaben mit einer gewissen Nachvollziehbarkeit überprüft werden können. Hier sehen wir wieder die Verwandschaft zum Schmerz, der sich gleichfalls einer Objektivierbarkeit entzieht.

Deshalb ist und bleibt die Diagnose einer Depression eine klinische Entscheidungsfindung. Weder psychobiologische Marker, noch Fremd- und Selbstbeurteilungsskalen können uns in dieser Fragestellung der Verantwortung entheben, sie können allenfalls eine Entscheidungshilfe sein.

Die immer wieder zu beobachtende Tatsache, daß Selbstbeurteilungskalen zur alleinigen Diagnosebegründung eingesetzt werden, z.B. auch in schmerztherapeutischen Gutachten, ist eine nicht zu akzeptierende Verkennung der klinischen Notwendigkeit, aus seiner Erfahrung heraus diesen diagnostischen Schritt zu tun. Noch sehr viel unangenehmer wird von Patientenseite empfunden, daß sehr viele und umfangreiche Fragebögen vorgelegt werden, diese jedoch kaum vom behandelnden Arzt gewürdigt oder in seine Entscheidungen miteinbezogen werden. Fragebögen zur Erhebung einer standardisierten Anamnese sollten nur orientierend eingesetzt werden und, wenn die Zeit der sinnvollen Auswertung im Praxisalltag nicht bleibt, nicht in das diagnostische Instrumentarium einbezogen werden.

Ohne Zweifel lassen sich aus Selbstbeurteilungsbögen wertvolle Informationen, auch über den affektiven Zustand des Patienten, erhalten, sie sind jedoch nicht der alleinige Maßstab diagnostischer Entscheidung und können mit entsprechender Zurückhaltung in die Interpretation mit einfließen. Weiterhin sind die Ansprüche an die diagnostische Dokumentation, die zu Studienzwecken erarbeitet wurden, von denen zu differenzieren, die sich aus der alltäglichen Praxis heraus ergeben.

Diagnosen sind zeitgebundene Singuläraussagen. Es handelt sich um eine Einengung der Möglichkeiten vom Allgemeinen auf das Spezifische. In gewissem Sinn sind Diagnosen patientenspezifische Minitheorien und beruhen im Grunde auf zwei Schritten (Gross und Löffler, 1997):

- 1. dem nosologischen, wissenschaftlichen, scheinbar objektiven Teil

- 2. dem personalen, subjektiven, individualisierenden Teil

Die Diagnosestellung ist somit kein schematischer, sondern ein interaktiver und dynamischer, durchaus auch intuitiver und subjektiver Prozeß, dessen man sich bewußt sein sollte, auch wenn einem operationalisierbare Diagnosesysteme suggerieren, daß die Diagnosefindung damit sehr viel sicherer und valider sei.

Dennoch sind die operationalisierten Diagnose- und Klassifikationssysteme ein wichtiges Instrument nicht nur der medizinischen Klassifikation, sondern auch der Kommunikation. Nicht nur aus formalen Gründen (Anforderungen von Krankenkassen und Behörden etc.) sollte die internationale Klassifikation der Krankheiten, wie sie von der WHO vorgelegt wird, Orientierung in der Diagnosefeststellung geben.

■ Zusammenfassung

Zu Beginn des diagnostischen Procederes steht der Verdacht auf eine Depression. Diese Verdachtsdiagnose ergibt sich aus den primären Angaben des Patienten über seine Befindlichkeit oder auf entsprechendes Nachfragen. Dieser Verdacht läßt sich erhärten, wenn mindestens zwei der Kernsymptome, wie sie für die Ziffer F45.- nach ICD-10 vorliegen, bestehen. Begleitende Nebenkriterien

determinieren u.a. die Schwere einer Depression. Weiterhin ist der zeitliche Verlauf von Bedeutung. Lag die depressive Symptomatik auch schon vor Beginn der Schmerzsymptomatik vor und in welcher Ausprägung, oder ist die Depression im zeitlichem Zusammenhang, z.B. im Gefolge der Schmerzsymptomatik, aufgetreten? Ergibt sich eine enge zeitliche Korrelation von Schmerz und Depression, so ist eine reaktive Depression (nach der älteren Nomenklatur) anzunehmen, die sich jedoch nach ICD-10 in dieser Logik nicht sicher abbilden läßt. Die ICD-10 läßt die möglichen ursächlichen Faktoren einer Depression außer Acht und orientiert sich deskriptiv an der Phänomenologie. Die reaktive Komponente einer Depression kommt allenfalls in der F43 (Anpassungsstörung) zur Geltung, die jedoch auf vorausgegangenen schweren persönlichen biographisch festlegbaren Belastungssituationen beruht, zu denen sich der Schmerz durchaus zählen ließe, jedoch in der Definition nicht explizit aufgeführt wird.

Zur Dysthymie (F34.1), die nicht episodenhaft, sondern chronisch verläuft und in ihrem Schweregrad weniger ausgeprägt ist, lassen sich die meisten Schmerzpatienten zuordnen, die unter einer depressiven Stimmung leiden. Das Wesen der Dysthymie besteht in der geringeren konkreten Beeinträchtigung des Alltagslebens, so daß die Betroffenen ihrem alltäglichen Leben meist ungehindert nachgehen können.

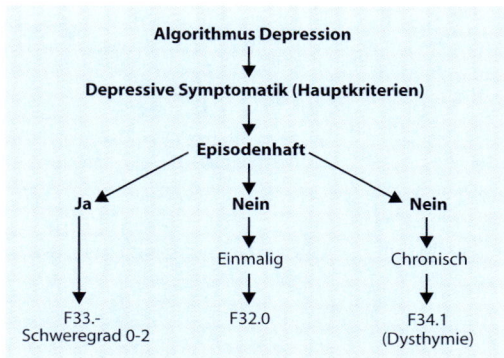

Abb. 2.3: Algorithmus Depression.

Literatur

Walcher, W.: Die larvierte Depression. Holinek, Wien, 1969

Bader, J.P. und Hell, D.: Der psychische Schmerz als Symptom der Depression. Fortschr Neurol Psychiat 2000; 68: 158-168.

Huber, G.: Psychiatrie, Schattauer, 1987

Lipowski, Z.J.: Somatization - the concept and ist clinical application. Amer. J. Pychiatry 1988; 145: 1358 -1368

Pilowsky, I., Chapman, C.R., Bonica, J.J., : Pain, depression and illness behaviour in a pain clinic population. Pain 1977; 4 : 183-192

Blumer, D., Heilbronn, M.: Chronic pain as a varaint of depressive disease. The J. Nerv. Ment. Dis. 1982 ; 170 : 381 - 411

Groen, J.J.: Das Syndrom des sogenannten "unbehandel-baren Schmerzes". Psychother. Med. Psychol. 1984; 34: 27-32

Pilowsky, I.: Affektive disorders and pain. In Dubner, R., Gebhart, G.F., Bond, M.R. (eds) Proceedings of the 5th World Congress on Pain. Amsterdam:Elsevier 198; 263-275

Pilowsky, I. and Bassett, D.L.: Pain and depression. Brit. J. Psychiat. 1982; 141: 30-36

Fishbain, D.A., Cutler, R., Rosomoff, R.S., Rosomoff, H.L.: Chronic pain-asociated depression: Antecedent or consequence of chronic pain? A review. Clin. J. Pain 1997; 13: 116-137

Fisher, J.B., Haythornthwaite, J.A., Heinberg, L.J., Clark, M., Reed, J.: Suicidal intent in patients with chronic pain. Pain 2001; 89: 199-206

Merikangas, K.R., Merikangas, J.R., Angst, J.: Headache syndromes and psychiatric disorders: association and fa-milial transmission. J. Psychiatr. Res. 1993; 27: 197-210

Merikangas K.R., Angst, J., Isler, H.: Migraine and psy-chopatholgy. Results of the Zurich cohort study of young adults: Arch. Gen. Psychiatry 1990; 47: 849-853

Gross, R. und Löffler, M.: Prinzipien der Medizin. Sprin-ger Verlag, 1997

Laux G.: Chronifizierte Depressionen. Enke, Stuttgart, 1986

Schmerz und Depression - eine neurobiologische Verwandtschaft?

3. Schmerz und Depression - eine neurobiologische Verwandtschaft?

3.1. Das limbische System als anatomische Nahtstelle zwischen Schmerz und Depression?

Wie sich schon aus der Gate-control-Theorie von Melzack und Wall hypothetisch ableiten ließ, dient die zentrale Schmerzverarbeitung in zweierlei Hinsicht der Schmerzwahrnehmung. Zum einen soll Schmerz topisch zuzuordnen sein, um die Ursache eines Schmerzreizes lokalisieren zu können, desweiteren aber auch eine emotionale Färbung eines Schmerzeindrucks hergestellt werden, um im biologischen Kontext Sinn zu machen.

Die exakte lokalisatorische Komponente der Schmerzwahrnehmung bezeichnet man als sensorisch-diskriminative Komponente und lokalisiert sie über die Zwischenstation Thalamus in den somatosensorischen Kortex, der motivational-affektive Anteil liegt in speziellen Anteilen des limbischen Systems.

Der Anatom Papez ordnete dem limbischen System und speziell dem Gyrus cinguli anterior das anatomische Substrat der emotionalen Färbung unserer Bewußtseinsinhalte zu: "The gyrus cinguli is seat of dynamic vigilance by which environmental experiences are endowed with emotional consciousness." Hier treffe "der Strom der Gedanken" auf den "Strom der Gedanken". Nach heutiger Auffassung (Hell 2000) ist der Gyrus cinguli anterior in ein umfassendes strukturelles cerebrales Netzwerk eingebettet, welches Motivation und Emotion bestimmt und auf unser nach außen hin gerichtetes Verhalten Einfluß hat. Nach Devinsky (1995) sind in dieser anatomischen Einheit, die als rostrales limbisches System bezeichnet wird, Amygdala, das periaquäduktale Grau, das Striatum ventrale sowie der orbitofrontale und anteriore insuläre Kortex zu nennen.

Der Neurochirurg Boukoms (1995) faßt seine Erfahrungen mit der bilateralen anterioren Zingulotomie bei schwer behandelbaren Depressionen und unbehandelbaren somatischen oder neuropathischen Schmerzen dahingehend zusammen, daß offensichtlich aufgrund der nach dem Eingriff zu sehenden Linderung von Angst, Schmerz und Depression eine anatomische Verbindung zwischen Depression und Schmerz über den anterioren Gyrus cinguli und die ihn erreichenden Projektionen besteht. Insbesondere das psychische Leid sowohl bei depressiven Störungen ("psychischer Schmerz") als auch bei Schmerzsyndromen konnte günstig beeinflußt werden.

Andere Arbeiten deuten gleichfalls auf die Bedeutung des Gyrus cinguli anterior nicht nur für die emotional-affektive Tönung unserer Bewußtseinsinhalte hin, sondern auch auf seine Funktion in der Schmerzwahrnehmung. Die nozizeptiven Projektionen, die über den medialen Thalamus den Gyrus cinguli anterior erreichen, weisen im Gegensatz zu den vom lateralen Thalamus aus den somatosensorischen Kortex erreichenden Bahnen keine somatotopische Gliederung auf. Dies weist schon auf die generelle Funktion im motivational-affektiven Anteil der bewußten Schmerzverarbeitung hin. Elektrische Reizung von medialen Thalamusabschnitten führt zu brennenden Sensationen über der kontralateralen Körperoberfläche oder der gesamten Körperoberfläche (Vogt 1993). Über den Gyrus cinguli anterior bestehen enge Verknüpfungen zum periaquäduktalen Grau, dem Ausgangspunkt der sogenannten deszendierenden zentralen Schmerzhemmung. Elektrische Stimulation des periaquäduktalen Grau führt nicht nur in Tierexperimenten, sondern auch beim Menschen zu einer Analgesie (Hosobuchi 1987). Somit haben emotionale (Un-)Bewußtseinsinhalte direkten Einfluß auf einen der bedeutendsten schmerzregulierenden Mechanismen. Daß die über die Projektionen des periaquäduktalen Graus angesteuerten Raphekerne (Serotonin) und der Locus coeruleus (Noradrenalin) hemmende Auswirkungen auf das Hinterhornneuron haben, wurde mehrfach schon dargelegt. Auch moderne funktionelle bildgebende Diagnostik stützt die Hypothese einer Verbindung von Schmerzwahrnehmung und anteriorem Gyrus cinguli (Vogt 1996). Hierbei läßt sich belegen, daß die "Leidenskomponente des Schmerzes" in das limbische System zu lokalisieren ist und nicht in den somatosensorischen Kortex, der diskriminativ arbeitet.

Hell (2000) kommt in seiner überzeugenden Übersichtsarbeit zu dieser Thematik zu der Auffassung: "Selbstschilderungen der Kranken im klinischen Alltag und empirische Forschungsliteratur sind vereinbar mit der Annahme, daß die Aktivierung derselben zentralen Schmerzmechanismen, welche die motivational-affektive Komponente tonischer Schmerzen vermitteln und im Konzept des medialen Schmerzsystems nach Vogt zusammengefaßt wurden, auch dem psychischen Schmerzerleben depressiver Patienten zugrundeliegen. [...] Voneinander unabhängige, experimentelle Untersuchungen mittels funktioneller bildgebender Verfahren an depressiven Patienten und an gesunden im Rahmen unterschiedlicher Schmerzexperimente deuten auf eine zentrale Rolle rostraler limbischer Regionen und des medialen Schmerzsystems sowohl in depressiven Episoden wie bei der zentralen Verarbeitung somatischer Schmerzreize hin."

3.2. Neurohormonelle Verbindungen - Fehlfunktionen der HPA-Achse bei Schmerz und Depression

Chronischer Streß, chronischer Schmerz und depressive Affektzustände scheinen über neuroendokrine Mechanismen in sich gegenseitig negativ beeinflußender Weise in Verbindung zu stehen. Eine besondere Position nimmt in diesem Zusammenhang die Hypothalamus-Hypophysen (Pituitary)-Nebennieren (adrenal)-Achse, im folgenden HPA-Achse genannt, ein.

Die körperliche Reaktion auf einen bedrohlichen externen (und auch "internen") Reiz führt zur Aktivierung des sympathischen Nervensystems über die schnell reagierende Locus coeruleus-Norepinephrin-Achse (LC-NE-Achse) mit Freisetzung von Noradrenalin und seiner konsekutiven sympathikotonen Reaktionslage zur "Flucht oder Kampf"-Bereitschaft. Die etwas langsamer arbeitende HPA-Achse steht gleichfalls als Streßverarbeitungsmechanismus zur Verfügung, um die körperliche Homöostase wiederherzustellen bzw. zu erhalten. So kommt es zu einer erhöhten Kortikoidausschüttung mit entsprechend negativer Feedback-Regulation. Chronischer Streß kann diesen negativen Rückkopplungsmechanismus in seiner Funktion erheblich stören, sogar völlig zum

Erliegen bringen. Das negative Feedback funktioniert nicht mehr, es kommt zu konstant hohen Glukokortikoidplasmaspiegeln, klinisch erkenntlich zu machen durch den sogenannten Dexamethason-Suppressionstest, der bei fehlender oder gestörter Funktion der HPA-Achse eine fehlende eigentlich zu erwartende Minderung des Kortisol- oder CRH-Spiegel im Vergleich zum Kortisolspiegel vor der Injektion aufzeigt.

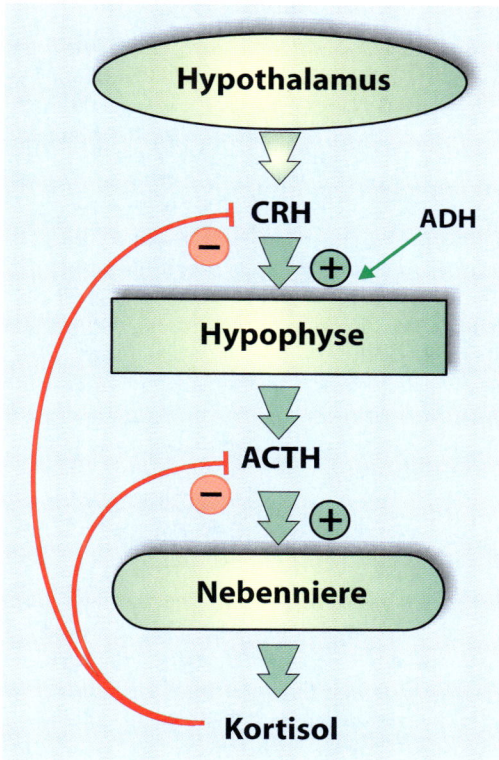

Abb. 3.1: Regulation der HPA-Achse (aus Stalla, 2004).

Bei gestörter HPA-Achsen-Funktion kann bei erneutem Eintritt eines Streßereignisses nicht mehr adäquat über die HPA-Achse reagiert werden. Chronischer Streß ist einer der wichtigsten Risikofaktoren, die der Manifestation einer Depression vorausgehen, und somit ein möglicher Faktor, der im multidimensionalen Kontext ätiologisch zur Depressionsauslösung beiträgt. Antidepressiva tragen zur Normalisierung einer gestörten HPA-Achse im Falle einer Depression bei. Bei längerfristiger Gabe normalisieren Antidepressiva erhöhte

CRH-Werte im Liquor cerebrospinalis, desensibilisieren CRH-Rezeptoren, erhöhen die Gluko- und Mineralokortikoidrezeptordichte im Gehirn, erniedrigen den Kortisol- und ACTH-Plasmalevel und normalisieren den zuvor gestörten Feedback-Mechanismus der HPA-Achse (Holsboer 1996).

Die Aktivität Serotonin und Noradrenalin freisetzender Neurone im Bereich der Formatio reticularis als Teil des zentralen deszendieren Hemmsystems stehen über Glukokortikoidrezeptoren mit der HPA-Achse in Verbindung.

3.3. Monoaminerges System und HPA-Achse

Die mögliche Fehlfunktion der HPA-Achse bei depressiven Affektzuständen mit erhöhter Glukokortikoidfreisetzung mit der Folge eines erhöhten Glukokortikoidplasmaspiegels können Einfluß nehmen auf die Aktivität der monoaminergen Neurone, die ausgehend vom Hirnstamm als deszendierende Schmerzhemmsysteme die Hinterhornzelle inhibitorisch beeinflußen. Diese monoaminergen Neurone werden in ihrer Impulsrate durch endogene Glukokortikoide vermindert und in ihrer inhibitorischen Funktion auf das Hinterhornneuron gestört (Jarushkina 1998). Gleichfalls findet sich eine veränderte CRH-Rezeptoraktivität auf den monoaminergen inhibitorischen Neuronen, die diesen Effekt unterstützen.

Somit ist zusammenfassend festzustellen, daß chronischer Streß ausgehend von chronischem Schmerz ähnliche Veränderungen induziert, die von Depressionen im Hinblick auf die schon erläuterte Dysfunktion der HPA-Achse bekannt sind. Eine glukokortikoidinduzierte Funktionsminderung der inhibitorischen deszendieren Bahnen ist die Folge, so daß sich über die Fehlfunktion der HPA-Achse ein sich selbst verstärkender Circulus vitiosus einstellen kann. Diese Parallelen und die Rückkopplungsmechanismen und Verbindungen, die zwischen limbischem System, somatosensorischem Kortex und Hirnstamm bestehen und Auswirkungen auf die HPA-Homöostase haben, stützen die Annahme, daß eine mögliche Komorbidität von Depression und chronischem Schmerz eine Folge der Dysfunktion der HPA-Achse ist und hier ein wesentlicher verbindender neuroendokriner Faktor zu identifizieren ist (Blackburn-Munro 2001).

Die mögliche depressiogene Wirkung einer Glukokortikoid-Medikation ist klinisch hinlänglich bekannt.

Trimipramin, ein klassisches Antidepressivum, verfügt über einen in seiner Klasse einzigartigen Wirkmechanismus. Weder Serotonin- noch Noradrenalin-Wiederaufnahme werden tangiert, es kommt jedoch zu einer Normalisierung der HPA-Achse. Dies belegt die Komplexität der sich hinter den Antidepressivawirkungen verbergenden Mechanismen, da diese sicherlich im Detail noch nicht vollständig erfaßbar sind.

Literatur

Devinsky, O., Morell, M.J., Vogt, B.A.: Contributions of anterior cingulate cortex to behaviour. Brain 1995; 118:279- 306

Bouckoms, A.J.: Limbic surgery for pain. In: Wall, P.D., Melzack, R.(eds) Textbook of pain. Edinburgh: Churchill Livingstone, 1994, 1171-1197

Vogt, B.A.,Gabriel, M.(eds.): Neurobiology of cingulate cortex and limbic thalamus: A comprehensive handbook, Boston: Birkhäuser, 1993, 313-344

Hosobuchi, Y.: Dorsal periaqueduktal gray-matter stimulation in humans. Clin. Elektrophysiol. 1987; 10: 213-216

Vogt, B.A., Derbyshire, S., Jones, A.K.P.: Pain processing in four regions human cingulate cortex localized with co-registered PET and MRI imaging. Eur. J. Neurosci. 1996; 8: 1451-1473

Holsboer, F., Barden, N: Antidepressants and hypothalamic-pituitary-adrenocortical regulation. Endo Revs 1996: 17: 187-205

Pancner, R.J., Jylland, C.W.: Depressive disorders. In: Psychopathology and Psychotherapy from DSM-IV Diagnosis to treatment (eds. Sperry, L., Carlson, J.). Tayler and Francis, Washington DC, USA, 1996: 115-157.

Jarushkkina, N.I., Bogdanov, A.I: The role of corticosteroids in analgesic effect by stimulation of the periaqueductal gray matter of the midbrain. Ross. Fiziolog. Zhur. Im. I. M. Sech. 1998; 84: 642-650

Stalla, G.K.: Therapieleitfaden Hypophysenerkrankungen. UNI-MED Verlag Bremen, 2004

Therapeutischer Einsatz von Antidepressiva bei Depressionen

4. Therapeutischer Einsatz von Antidepressiva bei Depressionen

4.1. Historisches

Wie so vieles in der Medizin ist der Beginn der Antidepressiva-Ära einer soliden klinischen Beobachtung und sicherlich auch ein gut Teil dem Zufall zu verdanken. Als der Schweizer Psychiater Roland Kuhn nach der Einführung eines der ersten Neuroleptika, des Chlorpromazins (in Deutschland ehemals unter dem Markennamen Megaphen im Handel), weitere Substanzen im klinischen Einsatz auf ihre neuroleptische Potenz hin untersuchte, fiel ihm in der Anwendung einer weiteren trizyklischen Substanz, des Imipramins, dessen antidepressive Wirkeigenschaft bei nahezu fehlender antipsychotischer Wirksamkeit auf. Seiner Veröffentlichung im Jahre 1957 ist der Beginn der modernen Pharmakotherapie mit Antidepressiva zu verdanken. Seine damalige Feststellung lautete, daß Imipramin Verstimmungen aufhelle und depressive Gehemmtheit beseitige. In der Folgezeit setzte sich für Substanzen mit einem dem Imipramin ähnlichen Wirkungsbild der Begriff "Thymoleptika" durch, der jedoch heute nicht mehr verwendet wird, da sich der Begriff "Antidepressiva" etabliert hat. Dieser Begriff wird zwar aus historischen Gründen weiter beibehalten, jedoch muß man darauf verweisen, daß diese Substanzgruppe nicht nur bei Depressionen, sondern auch bei anderen psychiatrischen Erkrankungen (Generalisierte Angststörung, Panikstörung, Zwangsstörung, Phobien, Eßstörungen etc.) aber auch z.B. bei chronischen Schmerzsyndromen wirksam ist.

Die Pharmaka der Gruppe der trizyklischen Antidepressiva (TZA) leiten sich vom Imipramin ab. Ihnen gemeinsam ist eine charakteristische Anordnung von drei Ringen in der chemischen Strukturformel, die der Substanzgruppe ihren Namen geben. Schon geringe Veränderungen an der Seitenkette oder am Ringsystem führen zu Veränderungen des pharmakologischen und klinischen Wirkprofils.

Die trizyklischen Antidepressiva haben ihre Bedeutung in der psychiatrischen antidepressiven Pharmakotherapie an neuere selektivere Substanzen abgeben müssen. In der Schmerztherapie sind sie jedoch nach wie vor Mittel der ersten Wahl in verschiedensten Indikationen, wenn sie aufgrund ihrer "analgetischen" Potenz eingesetzt werden.

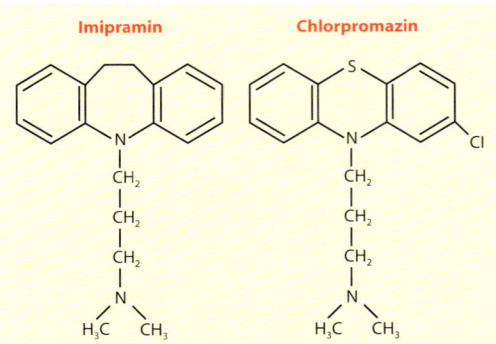

Abb. 4.1: Imipramin und Chlorpromazin.

Die gleichfalls 1957 erstmals in der Depressionstherapie durch die amerikanischen Psychiater Loomer, Saunders und Kline beschriebenen Monoaminooxidase-Hemmer konnten sich in Deutschland aufgrund ihrer schlechteren Verträglichkeit nie so gut durchsetzen wie die Trizyklika. Der 1957 beschriebene Wirkstoff Iproniazid, der sich von Tuberkulostatika ableitet, ist in Deutschland nicht mehr im Handel. Als reversiblem und spezifischem Hemmer der Monoaminooxidase Typ A kommt dem Moclobemid (Aurorix) noch eine gewisse Bedeutung in der Depressionsbehandlung zu.

Die Weiterentwicklung der Trizyklika und die Entwicklung strukturchemisch und in in ihrem Wirkmechanismus völlig neuer Antidepressiva hat u.a. auch dazu geführt, daß es keine allgemeingültige Hypothese über *den* antidepressiven Wirkmechanismus gibt. Vieles ist im Detail noch nicht verstanden, so daß zur Klassifikation im wesentlichen auch heute noch biochemisch-pharmakologisch definierte Eigenschaften verwendet werden.

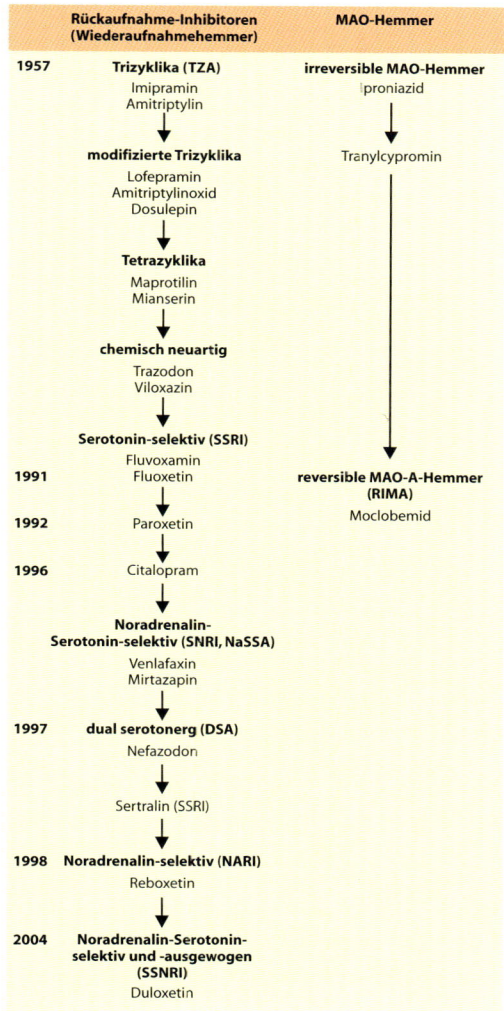

Abb. 4.2: Synopsis der Entwicklungsgeschichte der Antidepressiva (nach Laux et al. 2001).

4.2. Spezifisch antidepressive Wirkmechanismen

Obgleich Antidepressiva pharmakologische Wirkungen an sehr vielen Transmittersystemen bedingen (Histamin-, Muscarin-, alpha-1-, -2-, Serotonin-, Dopamin-, Noradrenalinrezeptoren etc.), so steht doch ihr Hauptangriffspunkt an den serotonergen und noradrenergen Synapsen des Zentralnervensystems im Zentrum der pharmakologischen Wirkungsbeurteilung. Der initiale Wirkschritt beruht bei fast allen diesen Substanzen auf einer Blockade von Transportproteinen für Sero-

tonin und Noradrenalin, die für eine Wiederaufnahme des Transmitters in die präsynaptische Nervenzellmembran zuständig sind, um so die Wirkung des Transmitters am postsynaptischen Rezeptor aufzuheben. Diese serotonerge und noradrenerge Wiederaufnahmehemmung als entscheidendes Wirkprinzip hat zu der Monoamin-Hypothese der Depression geführt bzw. zu der Vorstellung eines Serotonin- und/oder Noradrenalindefizits im Zentralnervensystem als Ursache depressiver Verstimmungen. Es wurde jedoch bereits auch schon auf Ausnahmen bezüglich dieser hypothetischen Vorstellungen im Wirkmechanismus verwiesen (z.B. Trimipramin mit Hemmung präsynaptischer inhibitorischer D-2-Rezeptoren mit konsekutiver Freisetzung von Dopamin), was andeutet, daß noch längst nicht alle therapeutischen Ansatzpunkte antidepressiver Substanzen verstanden sind.

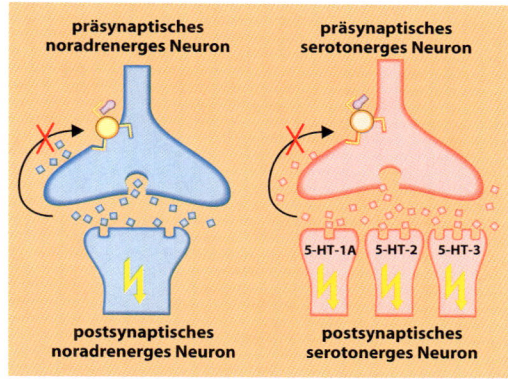

Abb. 4.3: Wirkmechanismus trizyklischer Antidepressiva mit Wiederaufnahmehemmung von Noradrenalin und Serotonin an der Synapse.

Auch die Hemmung der die Neurotransmitter wiederaufnehmenden Transportsysteme bleibt nicht ohne Ausnahmen. Bei den neuen Antidepressiva ist Mirtazapin anzuführen, welches über die Blockade von alpha-2-Rezeptoren sowohl an noradrenergen Synapsen präsynaptisch (alpha-2-Autorezeptoren) einen Rückkopplungsmechanismus des Noradrenalins über eine eigene Hemmung blockiert und somit zu einer höheren Noradrenalinkonzentration im synaptischen Spalt führt. Aber auch die Serotoninkonzentration erhöht sich, da Mirtazapin gleichfalls über eine Blockade von alpha-2-Rezeptoren am serotonergen Neuron hemmende Einflüssen von Noradrenalin auf die Serotoninausschüttung präsynaptisch (alpha-2-Heterorezeptoren) unterbindet, und dadurch gleichfalls eine höhere Konzentration von Serotonin im synaptischen Spalt die Folge ist.

Auch bei den neueren, dual wirksamen Serotonin- und Noradrenalin-Reuptake-Inhibitoren gibt es Besonderheiten hinsichtlich der Wiederaufnahmehemmung. So unterscheiden sich die beiden Antidepressiva Venlafaxin und Duloxetin durch ihre Bindungsaffinität an den jeweiligen Rezeptor und damit das Ausmaß der Wiederaufnahmehemmung. Während Duloxetin von Therapiebeginn an eine hohe und ausgewogene Bindungsaffinität sowohl zu den 5HT- als auch zu den NA-Transportern zeigt, kommt die noradrenerge Komponente bei Venlafaxin erst bei Dosierungen > 150 mg zum Tragen. Bei Duloxetin hingegen zeigt sich einen duale und ausgewogene Wirkung auf beide an der Entstehung der Depression beteiligten Neurotransmitter von Beginn der Behandlung an.

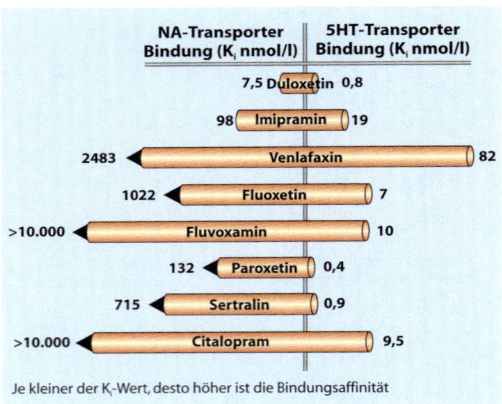

Abb. 4.4: In vitro Bindungskonzentrationen verschiedener Antidepressiva (nach Bymaster et al. 2001, nach Tatsumi et al. 1997) .

Auf die Monoaminooxidase-Hemmer wurde bereits verwiesen, auch bei diesen Substanzen, von denen letztlich aktuell nur noch Moclobemid wesentliche klinische Relevanz hat, kommt es zu einer Konzentrationserhöhung vor allem von Serotonin/Noradrenalin im synaptischen Spalt.

Somit beruht sowohl die Wirkung der alten als auch der moderneren Antidepressiva auf einer Interaktion mit dem serotonergen und noradrenergen System und seinen zentralnervösen Projektio-

nen. Daß auch spezifisch nur einen Transmitter ansprechende Substanzen erfolgreiche Antidepressiva sein können, hängt offensichtlich damit zusammen, daß eine erhebliche Überlappung zwischen den beiden zentralen Projektionsarealen des serotonergen und noradrenergen Systems besteht. Somit werden deutliche Parallelen in der Wirksamkeit selbst bei Substanzen erklärbar, die pharmakologisch stark divergieren. Die Bedeutung der drei Neurotransmitter Serotonin, Noradrenalin und Dopamin wird daraus ersichtlich, daß fast alle Psychopharmaka über diese Transmitter wirksam werden können.

Bei längerer Anwendung von Antidepressiva ergeben sich nach wenigen Wochen Veränderungen auf Rezeptorenebene, möglicherweise parallel zu der sich einstellenden antidepressiven Wirkung. Da durch die Anwendung von Antidepressiva die Konzentration der Neurotransmitter Serotonin und Noradrenalin im synaptischen Spalt erhöht ist, kommt es kompensatorisch zur Verminderung der Anzahl postsynaptischer beta-1-Rezeptoren sowie zu einer Verminderung der Empfindlichkeit ("beta-down-Regulation"), postssynaptische alpha-1-Rezeptoren werden dagegen überempfindlich. Die serotonergen Rezeptoren scheinen insgesamt in ihrer Sensitivität zuzunehmen. Neben weiteren Effekten auf das dopaminerge und cholinerge zentrale Transmittersystem, ergeben sich noch indirekte Auswirkungen auf Steigerung GABA-erger Aktivität im Frontalhirn (verstärkte GABA-B-Rezeptorenbindung).

All diese Mechanismen an den Neurotransmittersynapsen mit Modulation der entsprechenden Wirkkomponenten führen letztlich zu einer Regulierung der ehemals physiologischen Neurotransmitterhomöostase.

4.3. Antidepressive Pharmakotherapie bei depressiven Erkrankungen

Nach ihrer chemischen Struktur und ihren biochemischen Eigenschaften lassen sich die heute verfügbaren Antidepressiva einteilen und in der Therapie nutzen. Die Auswahl des passenden Präparates orientiert sich jedoch an der zu beeinflußenden klinischen Zielsymptomatik.

Bei der Auswahl eines geeigneten Antidepressivums nach Zielsymptomen sind die Vorgaben

	Generic-Name	Handelsname
Trizyklische Antidepressiva	Amitriptylin	z.B. Saroten®
	Amitryptilinoxid	Equilibrin®
	Clomipramin	Anafranil, Hydiphen®
	Desipramin	Pertofran®, Petylyl®
	Dibenzepin	Noveril®
	Doxepin	z.B. Aponal®
	Imipramin	z.B. Pryleugan®, Tofranil®
	Lofepramin	Gamonil®
	Nortriptylin	Nortrilen®
	Opipramol	Insidon®
	Trimipramin	z.B. Herphonal®, Stangyl®
Tetrazyklische Antidepressiva	Maprotilin	z.B. Ludiomil®
	Mianserin	z.B. Tolvin®
Neozyklische Antidepressiva	Viloxazin	Vivalan®
Selektive Serotonin-Wiederaufnahmehemmer (SSRI)	Citalopram	Cipramil®
	Escitalopram	Cipralex®
	Fluoxetin	z.B. Fluctin®
	Fluvoxamin	Fevarin®
	Paroxetin	Seroxat®, Tagonis®
	Sertralin	Gladem®, Zoloft®
Selektive Noradrenalin-Wiederaufnahmehemmer (SNRI)	Reboxetin	Solvex®, Edronax®
Selektive Serotonin-Noradrenalin-Wiederaufnahmehemmer (SSNRI)	Duloxetin	Cymbalta®
	Venlafaxin	Trevilor®
Norardrenerge und spezifisch serotonerge Antidepressiva (NaSSA)	Mirtazapin	Remergil Sol Tab®
Dual-serotonerge Antidepressiva (DSA)	Nefazodon	Nefadar®
	Trazodon	Thombran®
Pflanzliche Antidepressiva	Extr. Hyperici (Johanniskraut-Extrakt)	z.B. Jarsin® 300
MAO-Hemmer	Moclobemid	Aurorix®
	Tranylcypromin	Jatrosom® N

Tab. 4.1: Übersicht über die heute erhältlichen Antidepressiva (nach Reinbold 2001).

nach Kielholz (1971) immer noch von Bedeutung, der drei Grundtypen depressiver Verstimmtheit unterscheidet und entsprechende Pharmakagruppen zuordnet (siehe Tab. 4.1 und 4.2).

Diese Einteilung kann jedoch nur noch orientierend empfohlen werden, da die Verfügbarkeit nichttrizyklischer Substanzen die Verwendung von Antidepressiva flexibler werden läßt. Eine Orientierung am Rezeptorprofil der eingesetzten Substanzen läßt das Nebenwirkungsprofil deutlicher erkennen. Sollte z.B. eine gute sedierende Komponente erwünscht sein, so empfiehlt sich die Gabe eines Medikaments mit einer ausgeprägten antihistaminergen Komponente. Die Beachtung der anticholinergen Eigenschaften trägt der Ausprägung der unerwünschten Nebenwirkungen Rechnung. Aus der folgenden Darstellung (siehe Abb. 4.5) sind das Rezeptorprofil und das sich daraus ergebende Wirkspektrum ersichtlich.

Depressives Syndrom	Vital-depressive Verstimmung	Gehemmt-apathische depressive Verstimmung	Agitiert-ängstliche depressive Verstimmung
Zu beeinflussende Zielsymptome	Bedrücktheit, Verstimmung, Niedergeschlagenheit, allerdings ohne merkliche Antriebsstörung	Psychomotorische Hemmung, Antriebsschwäche, Verlangsamung, Apathie, Entschlußlosigkeit	Angst, innere Unruhe, Spannung, Agitiertheit, Schlafstörungen
Geeignete Wirkungsqualitäten	Imipramin-Typ	Desipramin-Typ	Amitryptilin-Typ
	Primär depressionslösende und stimmungshebende Antidepressiva, die weder merklich sedieren noch antriebssteigernd wirken	Primär antriebssteigernde, aktivierende und depressionslösende Antidepressiva	Sedierende, entspannende, angstdämpfende und depressionslösende Antidepressiva
Empfohlene Antidepressiva	Citalopram/Cipramil®, Clomipramin/Anafranil®, Hydiphen® Dibenzepin/Noveril® Fluoxetin/Fluctin® Fluvoxamin/Fevarin® Imipramin/Pryleugan®, Tofranil® Lofepramin/Gamonil® Maprotilin/Ludiomil® Mirtazapin/Remergil® Nefazodon/Nefadar® Paroxetin/Seroxat®, Tagonis® Sertralin/Gladem®, Zoloft® Venlafaxin/Trevilor® Duloxetin/Cymbalta®	Citalopram/Cipramil®, Desipramin/Pertofran®, Petylyl® Fluoxetin/Fluctin® Fluvoxamin/Fevarin® Moclobemid/Aurorix® Nortriptylin/Nortrilen® Paroxetin/Seroxat®, Tagonis® Sertralin/Gladem®, Zoloft® Venlafaxin/Trevilor® Duloxetin/Cymbalta® Viloxazin/Vivalan®	Amitriptylin/Saroten® Amitriptylinoxid/Equilibrin® Dosulepin/Idom® Doxepin/Aponal® Maprotilin/Ludiomil® Mianserin/Tolvin® Mirtazapin/Remergil® Nefazodon/Nefadar® Opipramol/Insidon® Trazodon/Thombran® Trimipramin/Herphonal®, Stangyl®

Tab. 4.2: Differentialtherapie mit Antidepressiva (nach Reinbold 2001).

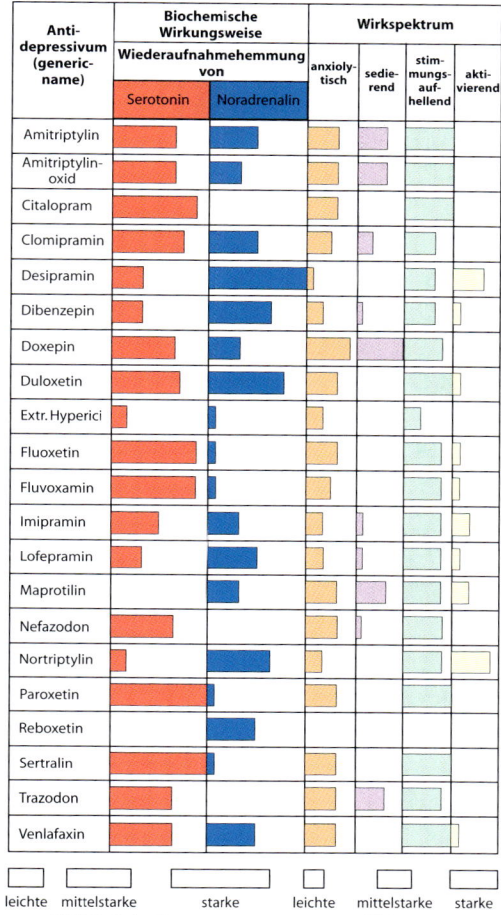

leichte mittelstarke starke leichte mittelstarke starke
Wiederaufnahmehemmung Wirkung

Abb. 4.5: Biochemische Wirkungsweise und Wirkspektrum einiger Antidepressiva (nach Reinbold 2001).

Die Therapie manifester Depressionen nach DSM IV oder ICD-10 unterscheidet sich von der "analgetischen Therapie" mit Antidepressiva bei chronischen Schmerzsyndromen. Die lege artis durchzuführende Therapie einer Depression sollte immer von einer Psychotherapie begleitet sein, da sich hierdurch die besten Therapieergebnisse erzielen lassen. Depressionstherapie sollte immer psychiatrisch initiiert und supervidiert werden, um einen möglichst positiven Behandlungserfolg erzielen zu können. Ein ausreichend lange Einnahme von Antidepressiva soll die Prognose hinsichtlich der Verhinderung eines Rezidivs verbessern. Sogenannte therapierefraktäre Depressionen mit fehlender Symptomfreiheit nach ausreichend lan-

ger Behandlung bedürfen der erweiterten Pharmakotherapie, z.B. auch in der Kombination verschiedener Substanzgruppen oder auch die Einbeziehung weiterer nichtmedikamentöser Therapieverfahren bis hin zur Elektrokrampftherapie. Das nachfolgende Therapieschema verdeutlicht den Verlauf einer unipolaren Depression unter Berücksichtigung des zeitlichen Verlaufes einer adäquaten Pharmakotherapie.

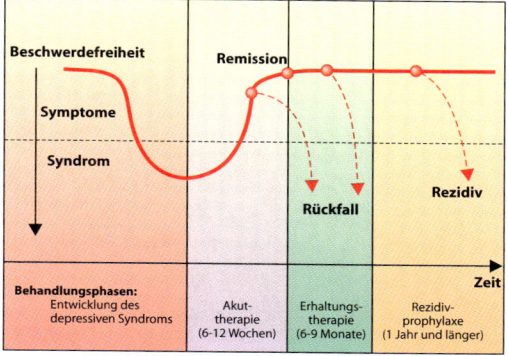

Abb. 4.6: Darstellung des Verlaufes unipolarer Depressionen (nach Kupfer et al. 1992).

In der Schmerztherapie wirken Antidepressiva im Vergleich zur Depressionstherapie schon nach sehr viel kürzerer Zeit, schon nach wenigen Tagen und in sehr viel geringerer Dosis "analgetisch". Der Begriff "analgetisch" wird hier immer noch in Anführungszeichen aufgeführt, da Antidepressiva von den meisten Autoren als Co-Analgetika angesehen und im WHO-Stufentherapieschema der Tumorschmerztherapie auch als solche bezeichnet werden, obgleich ihnen eine eigene autochthone analgetische Potenz zukommt, wie im folgenden Kapitel noch ausführlicher ausgeführt wird. Antidepressiva sind jedoch als Analgetika im eigentlichen Sinn zu bezeichnen und auch in die Klassifikation dieser Pharmakogruppe aufzunehmen. Dies läßt sich durch ihr analgetisches Potential, nicht nur bei chronischen Schmerzen begründen (z.B. Amitriptylin als potentes Lokalanästhetikum etc.).

Literatur

Kuhn, Roland: Über die Behandlung depressiver Zustände mit einem Iminodibenzylderivat (G22355), Schweiz. Med. Wochenschrift, 1957 Bd. 87: 1135-1140

Loomer, H. P., Saunders, J. C., Kline, N. S.: A clinical and pharmacodynamic evaluation of iproniazid as a psychic energizer. Psychiatr. Res. Rep. Am. Psychiatr Ass 1957, 8: 129-141

Kielholz, P.: Diagnose und Therapie der Depressionen für den Praktiker. 3. Auflage, Springer 1971

Laux G., Dietmaier O., König W.: Pharmakopsychatrie, 4. Auflage. Urban und Fischer, München, Jena, 2001

Kupfer D. J., Frank E., Perel J. M. et al.: Five-year outcome fpr maintenance therapies in recurrent depression. Ach. Gen. Psychiatry 1992; 49: 769-773

Reinbold, Hartmut: Differenzierter Umgang mit Antidepressiva. PsychGen Verlag 1998 und 2001.

Bymaster F.P. et al.: Comparative affinity of duloxetine and venlafaxine for serotonin and norepinephrine transporters in vitro and in vivo, human serotonin receptor subtypes, and other neuronal receptors, Neuropsychopharmacology 2001, 25(6): 871-879

Tatsumi M et al., Pharmacological profile of antidepressants and related compounds at human monoamine transporters, European Journal of Pharmacology 1997, 340: 249-258

Das nozizeptive System

5. Das nozizeptive System

5.1. Der Schmerz - einfaches mechanisches Reiz-Reaktions-modell oder reine Psychosomatik?

Von der inadäquaten monokausalen Eindimensionalität in der differentialdiagnostischen Beurteilung chronischer Schmerzsyndrome

Die Schmerzwahrnehmung und sekundäre -verarbeitung ist auf komplexe Art und Weise in ein System sich zum Teil über Rückkopplungsmechanismen komplex modulierenden Abläufen der Reizkontrolle eingebunden, wie wir dies von anderen Sinnesmodalitäten in dieser Form und Komplexität nicht kennen. Offensichtlich ist es die besondere biologische Bedeutung der Schmerzwahrnehmung, die einen erheblichen Modulationsbedarf und auch eine entsprechende Plastizität der beteiligten biologischen Strukturen in der Phylogenese zur Folge hatte.

Die heute leider immer noch in diesem Zusammenhang verbreitete Vorstellung eines einfachen und linearen Reiz-Reaktionsmodells stimmt mit der klinischen Realität nicht überein und wird dem therapeutischen Problem einer effektiven und langfristig ausgerichteten Schmerztherapie nicht gerecht. Die Vorstellung, daß die Intensität eines Schmerzreizes direkt das Ausmaß der Wahrnehmung beeinflußt, ist nicht nur inter - und intraindividuell erheblichen Schwankungen unterlegen, sondern auch in erheblichem Maße vom familiären Umfeld und kulturellen Einflüssen geprägt. Die Diskrepanz zwischen Reizstärke und individueller Wahrnehmungsrealität hat als klinisches Phänomen die ärztlich-diagnostische Einordnung und therapeutische Direktive schon zu allen Zeiten bestimmt und zu unterschiedlichsten Interpretationen Anlaß gegeben. Damit läßt sich auch illustrieren, daß sich die Vorstellung und vorherrschende Auffassung von Schmerz auf die diagnostischen und therapeutischen Bemühungen auswirkt.

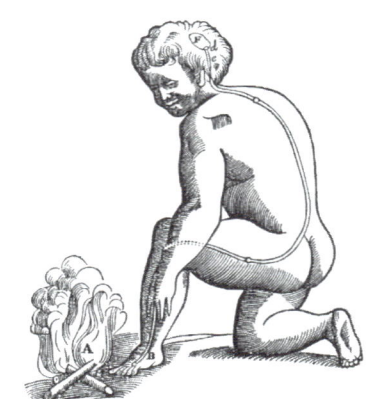

Abb. 5.1: Theorie der Schmerzentstehung nach R. Descartes (1596-1650).

Die vielfach immer noch anzutreffende monoistisch und monokausal orientierte eindimensionale Reiz-Reaktionsbildung geht zurück auf den französischen Philosophen Rene Descartes (1596-1650, latinisiert: "renatus cartesius"), der zu seiner Zeit wegweisend 1644 in seinem Werk "L´homme" mittelalterliche Vorstellungen von Schuld, Sühne und göttlicher Bestrafungen als Schmerzursache durch ein naturwissenschaftlich streng rationalistisch orientiertes Konzept (Kartesianismus) ersetzte. Hieraus ergab sich die auch heute immer noch anzutreffende Interpretation des Schmerzes als Konstrukt der "Einbildung", sofern sich kein vermeintlich adäquater Anlaß finden läßt. Eine weitere der klinischen Realität des Patienten häufig nicht entsprechende Interpretation des Schmerzes ist die isolierte Annahme einer Psychogenese und somit die "Psychiatrisierung" des Patienten. Die inhaltliche Konfrontation des Patienten mit einer etwaigen Psychogenese seiner Erkrankung stößt sehr häufig auf dessen Unverständnis und Abwehr, was von seiten des Untersuchers als Bestätigung seiner Hypothese bewertet wird, vom Patienten jedoch als Kränkung und Ausdruck einer Verkennung seiner Problematik. Diese z.T. als aggressiver Akt des Arztes gegenüber dem Patienten zu bezeichnende "Psychodynamisierung" von Schmerzzuständen läßt den Schmerzkranken im Zustand der Hilflosigkeit und möglicherweise im Gefühl der eigenen Schuld zurück, der Arzt erfährt eine Entlastung, da er sich selbst mit diesem Erklärungsmodell den unangenehmen und schlecht innerpsychisch zu ertragenden Klagen des Patienten zu entziehen versucht.

Die Konsequenz aus Kommunikationsbarrieren und Mißverständnissen sowohl von seiten des Schmerzpatienten als auch des Arztes ist eine fehlende adäquate Therapie und eine weitere Chronifizierung des Schmerzsyndroms.

5.2. Die Gate-control-Theorie und das bio-psycho-soziale Schmerzmodell

Ein integrierendes und vielen Aspekten der Schmerzwahrnehmung gerecht werdendes Modell ist die Gate-control-Theorie von R. Melzack, einem kanadischen Psychologen und P. Wall, einem britischen Psychologen, die sie 1965 erstmals publizierten und 1983 erneut in revidierter Form vorlegten.

Danach unterliegt die Schmerzwahrnehmung nicht nur dem direkten Einfluß der primären Reizstärke, sondern weiterer modulierender Faktoren, die die Reizweiterleitung über die Hinterhornneurone in der Substantia gelatinosa im Rückenmark modulieren und determinieren. Vereinfacht ausgedrückt sind die Hinterhornneurone das Tor (gate) für die Schmerzweiterleitung in Abhängigkeit von auf das Hinterhornneuron einwirkenden kontrollierenden Einflüssen (control), die darüber entscheiden, ob eine nozizeptive Afferenz als Schmerzreiz weitergeleitet wird in Abhängigkeit von peripheren und zentralen auf das Hinterhorn einwirkenden Impulsen.

Auf die Öffnung des "Schmerztores" können bei anhaltender nozizeptiver Afferenz spinal drei Faktoren hemmend einwirken, die auch eine klinische Bedeutung haben:

- 1. Präsynaptische kompetitive Hemmung durch nichtnozizeptive (Berührung, Druck, Vibration etc.) Afferenzen aus der Peripherie, z. B. über A-alpha- oder A-beta-Fasern. Hierdurch läßt sich z.B. die schmerzlindernde Wirkung von Berührungsreizen bei einem akuten Schmerzereignis erklären, wie das Reiben der betroffenen Körperregion, wie es spontan ausgeführt wird, aber auch die schmerzlösende Wirkung von Akupunktur und TENS (Transkutane elektrische Nervenstimulation).

- 2. Erweitert wird das Konzept der Gate-control-Theorie durch die Beschreibung eines deszendierenden Hemmsystems durch vom Hirnstamm absteigende Bahnsysteme, wie sie von Basbaum und Fields 1984 beschrieben wurden. Hierbei wirken vorwiegend Monoamine als Neurotransmitter (Serotonin, Noradrenalin) inhibitorisch auf das Hinterhornneuron ein, dieses System läßt sich durch die Gabe von Antidepressiva unterstützen.

- 3. Das endogene Opioid-System.

Erst bei insgesamt ausreichender in der Verrechnung positiver Erregung kommt es zur Schmerzweiterleitung durch das Hinterhornneuron als numerisch zweites Neuron in der Nozizeption.

Die Schmerzwahrnehmung unterliegt dann zwei weiteren Verarbeitungsschritten, zum einen der affektiven Kopplung und emotionalen Färbung und Bewertung der Schmerzsensation (motivational-affektives System), desweiteren der lokalisatorischen Zuordnung des Schmerzereignisses (sensorisch-diskriminatives System).

Dieses relativ umfassende und in Regelkreisen sich gegenseitig beeinflußender Faktoren beschriebene Schmerzmodell bildet die Grundlage eines bio-psycho-sozialen Modells des Schmerzverständnisses. Die große Bedeutung affektiver Einflüsse auf die Schmerzwahrnehmung, die klinisch in der Führung von Schmerzpatienten eine große Bedeutung haben, repräsentieren sich somit in diesem als historisch anzusehendem Schmerzmodell, welches jedoch von einer monokausalen Sichtweise weg und hin zu einer ganzheitlichen und dem Phänomen gerecht werdenden bio-psycho-sozialen Sichtweise führte. Neben modernen neurophysiologischen Erkenntnissen zur Neuroplastizität (Stichwort: Schmerzgedächtnis) lassen sich so auch Erkenntnisse der Psychologie in eine umfassendere Modellbildung integrieren. Nur eine integrierende Vorgehensweise, die sowohl somatische als auch psychische Faktoren in nicht trennbarer Wechselwirkung in die diagnostischen und therapeutischen Überlegungen einbezieht, wird dem Phänomen "Schmerz" gerecht. Deshalb ist die Schmerztherapie klinisch-praktischer Beleg für die sich in den Neurowissenschaften abzeichnenden Erkenntnisse, daß sowohl psychosoziale Faktoren ein biologisches Substrat induzieren können als auch umgekehrt biologische Funktionszusammenhänge ihren psychischen Ausdruck finden und so die verzweifelten Bemühungen vieler Therapeuten ad absurdum führen in dem Versuch, eine Trennung von psychischen und somatischen Parametern in der ätiologischen Diskussion im Zusammenhang mit der Schmerztherapie herbeiführen zu wollen.

Die sogenannte Neuromatrixtheorie (Melzack 1999a, b) postuliert weiterhin eine enge Verknüpfung zwischen zentraler Schmerzverarbeitung und Streßverarbeitungssystem, wobei anatomische Vernetzungen vor allem zwischen Teilen des limbischen Systems (Hippocampus, Amygdala), Cortex praefrontalis, sensomotorischem Kortex und Thalamuskernen bedeutsam sind. Hierdurch kommt es zu einer engen Kopplung psychobiologisch aktiver Strukturen, so daß hormonelle und neuronale Streßregulationsmechanismen direkt Einfluß auf die Ausprägung der Schmerzwahrnehmung nehmen können, zum einen über die Hypothalamus-Hypophysen-Nebennierenrindenachse (HPA-Achse) sowie die Locus coeruleus-Norepinephrin-Achse (LC-NE)-Achse. Durch diese Integration psychobiologischer Mechanismen in die klinische Forschung hat sich durch die Arbeiten von Melzack ein entscheidender Schritt in Richtung der Überwindung des Dualismus von Leib und Seele, dem sogenannten Leib-Seele-Problem, am Beispiel der Schmerztherapie aufgetan. So könnte die Schmerztherapie eine Schlüsselrolle einnehmen hin zu einem breiter angelegten integrativen Krankheits- und Gesundheitsverständnis in der gesamten Medizin.

Erstmals lassen sich vor dem Hintergrund dieses Modells direkte Verbindungen, z.B. frühkindlicher Traumatisierungen und langfristig angelegter neurobiologischer und anatomisch fixierter Strukturen, herstellen mit direkten Konsequenzen für die spätere Schmerzverarbeitungsfähigkeit oder anderer sensorischer Einflüsse (Bremner et al. 1997, Stein et al. 1997).

5.3. Der Nozizeptor

Für den Mechanismus der peripheren Codierung schmerzhafter Reize wurden in der Wissenschaftsgeschichte verschiedenste Hypothesen vorgeschlagen, von denen die Intensitätstheorie (erweitert durch die Mustertheorie) sowie Spezifitätstheorie Bedeutung haben (R.F. Schmidt und G. Thews).

Die Intensitätstheorie hat man wieder verlassen, sie geht davon aus, daß Schmerz immer dann codiert wird, wenn niedrigschwellige Mechano- und Thermorezeptoren über eine bestimmte Reizintensität hinaus gereizt würden. Spezifische Impulssalven (Mustertheorie) würden den potentiellen Schädigungscharakter des betreffenden Reizes nach zentral weiterleiten und als noxisch erkennbar werden lassen.

Dagegen postuliert die Spezifitätstheorie, daß in Analogie zu den anderen Sinnesmodalitäten spezielle Schmerzrezeptoren, die Nozizeptoren, existieren, die eine potentielle oder manifeste Gewebsläsion kodieren und der Schmerzwahrnehmung zugänglich machen.

Der Begriff des Nozizeptors (lat.: nocere = schaden) geht auf den Physiologen und Nobelpreisträger der Medizin (1932) Sir Charles Sherrington zurück, der diesen Begriff für die Erfassung solcher Reize eingeführt hat, die die Integrität des Organismus bedrohen.

Handwerker (1998) hat die Nozizeptoren folgendermaßen definiert: "Nozizeptoren sind Sensoren und die dazugehörigen afferenten Neurone, die bei unterschiedlich intensiven noxischen Reizen unterschiedlich stark erregt werden. Ihre Erregungen können somit Reize diskriminieren und kodieren, die als unterschiedlich empfunden werden."

Durch diese Definition gelang es, den Nozizeptor vom bewußten Schmerzerleben in der Definition abzukoppeln und dadurch auch die Interpretation experimenteller Arbeiten am narkotisierten Objekt zu erleichtern. Es wird durch diese Definition deutlich, daß Nozizeptor und Schmerzwahrnehmung zwar einander bedingen, aber keiner direkten Korrelation entsprechend eines einfachen Reiz-Reaktionsmodells folgen müssen. Die Schmerzschwelle der Empfindung ist nicht mit der Erregungsschwelle von Nozizeptoren identisch, da die nozizeptiven Afferenzen einer komplexen zentralen Verarbeitung unterliegen.

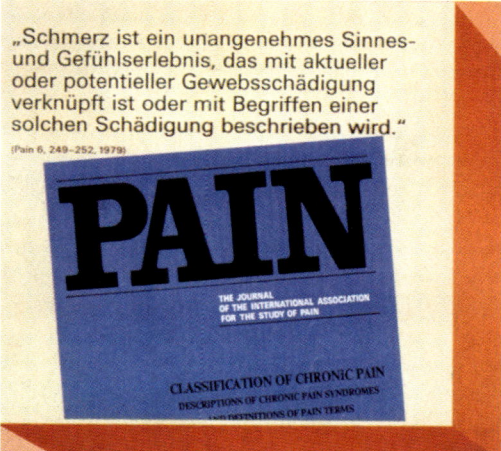

Abb. 5.2: Definition des Schmerzes.

Das morphologische Substrat des sensorischen Rezeptors nozizeptiver Neurone stellen freie Nervenendigungen (Axonterminale) dar, da sie keine zellulären Endkörperchen aufweisen (wie z.B. Merkel- oder Meissner-Zellen in der Mechanoperzeption). Es besteht somit eine prinzipielle Rezeptorspezifität für noxische Einflüsse mit potentiell gewebsschädigendem Charakter, niedrigschwellige Mechano- und Thermorezeptoren können auch bei ansteigender Reizintensität keine nozizeptive Afferenz erzeugen. Diese wird erst durch "Anspringen" der Nozizeptoren generiert. Dabei handelt es sich zumeist um polymodale Nozizeptoren, die einen potentiellen Gewebsschaden sowohl ausgehend von Hitze, mechanischen und entzündlichen Reizen kodieren können und über langsam leitende C-Fasern (1 m/s) ihre Afferenz vermitteln (sogenannte CMH-Afferenzen, ca 50 % der Hautnozizeptoren sind hierzu zuzuordnen, C = C-Faser, M = mechanorezeptiv, H = hitzerezeptiv). Weitere Unterformen sind beschrieben, die etwas spezifischer über A-delta-Afferenzen aktiv sein können (AMH Typ I und II etc.), die aber nicht ausführlicher dargestellt werden sollen. Auch sogenannte "schlafende Nozizeptoren" sind für die Nozizeptorplastizität von Bedeutung, da sie durch Entzündungsprozesse aktiviert werden und dann physikalische Reize aufnehmen können.

Nozizeptive C-Fasern sind nicht nur in der Afferenz nozizeptiver Erregung aktiv, sondern haben auch "efferente" Funktionen, indem sie bei Aktivierung durch Freisetzung von Entzündungsmediatoren (Substanz P, calcitonin gene-related pep-

tide) aus ihren Axonterminalen eine sogenannte "neurogene Entzündung" unterhalten und damit aktiv ins Schmerzgeschehen eingreifen können. Bedeutsam ist dieser Prozeß in der peripheren Sensibilisierung von Nozizeptoren als eine mögliche Grundlage peripherer Chronifizierungsprozesse.

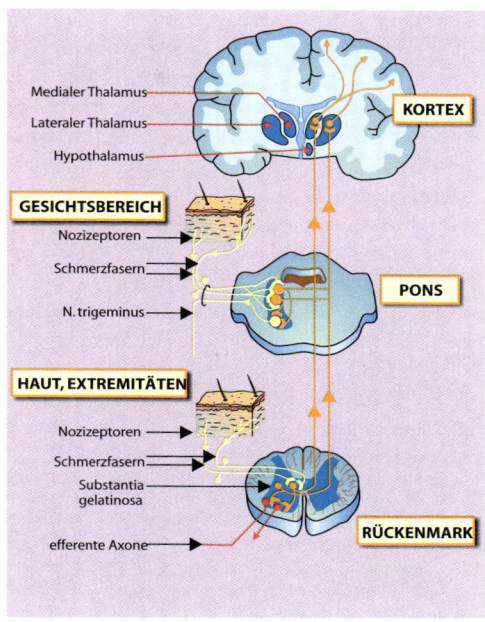

a

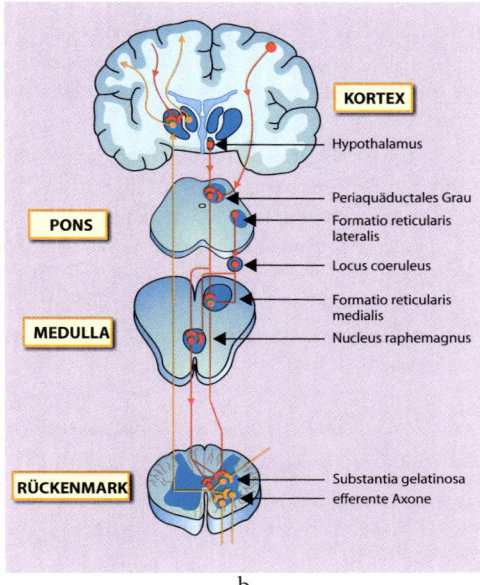

b

Abb. 5.3a+b: Das nozizeptive System.

5.4. Das Hinterhornneuron als "Tor zum Schmerz"

Nicht nur im Zusammenhang mit der als Grundlage eines bio-psycho-sozialen Schmerzmodells historisch bedeutsamen "Gate-control-Theorie" kommt dem Hinterhornneuron als "sensorisches Integrationszentrum" auf spinaler Ebene eine wichtige Funktion zu. Im Hinterhornneuron als zweitem reizübertragenden Neuron in der nozizeptiven Neuronenkette sind verschiedene Mechanismen lokalisiert, die einen Teil der morphologischen Grundlage des sogenannten "Schmerzgedächtnisses" bilden. Darunter sind Mechanismen zu verstehen, die der Reizverstärkung und damit einer möglichen akzentuierten Schmerzwahrnehmung dienen. Aber auch hemmende Einflüsse konvergieren auf die nozizeptiven Neurone im spinalen (und "trigeminalen") Hinterhorn. Die Gliederung des spinalen Hinterhorn in sogenannte Laminae, die durch den Neuroanatomen Rexed aufgrund ihrers strukturellen Aufbaus so definiert wurden, läßt in der weiteren neurophysiologischen Differenzierung erkennen, daß zum einen nozizeptorspezifische Neurone, die nur auf nozizeptiven Input reagieren (vornehmlich Lamina I) von sogenannten WDR ("wide dynamic range")-Neuronen (vornehmlich Lamina V) zu differenzieren sind, die auch durch niederschwellige mechanische Reize erregt werden können. Vor allem die WDR-Neurone werden durch verschiedene Hemm- und Verstärkungsmechanismen moduliert und sind an der Plastizität schmerzverarbeitender Abläufe maßgeblich beteiligt.

So wie der Thalamus im Großhirn aufgrund des Zusammenfließens sensorischer Projektionen als das "Tor zum Bewußtsein" bezeichnet wird, so ist es gerechtfertigt das Hinterhornneuron als "Tor zum Schmerz" zu bezeichnen, obgleich damit noch nichts ausgesagt wird über die Quantität und Qualität der Schmerzwahrnehmung, die höheren Zentren vorbehalten ist.

5.5. Funktionelle und spinale Plastizität am Hinterhornneuron

Das Phänomen, daß die repetitive Reizung einer C-Faser im Hinterhorn eine sehr viel stärkere und mit anhaltender Reizdauer sich weiter potenzierende Antwort hervorruft als nach Einzelreizen, wurde von L. Mendell (1965) mit dem Begriff "wind-up" belegt. Dies bedeutet konkret bei konstanter repetitiver Reizfolge eine zunehmende Impulsrate des jeweiligen WDR-Neurons. Das "wind-up"-Phänomen hängt sehr stark von der Erregungslage des WDR-Neurons ab. Unterliegen diese Neurone einer deszendierenden Hemmung, läßt sich kein "wind-up"-Phänomen mehr auslösen (Handwerker et al. 1975). Somit deuten diese elektrophysiologischen Befunde darauf hin, daß eine Potenzierung der deszendieren hemmenden Bahneinflüsse, z.B. durch trizyklische Antidepressiva, einen therapeutischen Ansatzpunkt darstellen könnten, um diesen prinzipiell der Chronifizierung Vorschub leistenden Mechanismen günstig im Sinne der Schmerzlinderung bzw. antichronifizierend einsetzen zu können.

NMDA-Rezeptoren sind möglicherweise an der Unterhaltung dieses Phänomens beteiligt. Da die NMDA-Rezeptoren erst ab einer gewissen Vordepolarisation der Zellmembran aktiv werden können, wäre dies eine Erklärung für die sich nahezu kontinuierlich und dann apoptotisch steigernde Entladungsfrequenz. Durch NMDA-Antagonisten ist "wind-up" experimentell zu unterdrücken.

Beim "wind-up-Phänomen" handelt es sich um ein Beispiel für die funktionelle Plastizität auf spinaler Ebene, die nur für Minuten anhält, sich jedoch eignet, beispielhaft Chronifizierungsprozesse auf spinaler Ebene im Ansatz verstehen zu können.

5.6. Molekulare Plastizität

Neben den zuvor aufgeführten Veränderungen der Membraneigenschaften eines WDR-Neurons durch einen anhaltenden C-Faser-Impulseinstrom, können auch Veränderungen der intrazellulären Kommunikation (second-messenger-Systeme) sowie molekularbiologische Modulationen der Genexpression (immediate-early-genes) eine Sensibilisierung des betroffenen Hinterhornneurons bewirken. Über eine länger anhaltende Depolarisation der Hinterhornzelle können spannungsabhängige NMDA-Rezeptoren über den exzitatorischen Transmitter aktiv werden und über einen vermehrten Ca-Einstrom in die Zelle eine intrazelluläre Signalkaskade aktivieren (z.B. über Proteinkinasen) mit weitreichenden Folgen für die funktionellen Eigenschaften der Zelle. Auch die in ihrer Bedeutung nicht sicher zuordenbaren immediate-early-genes (c-fos, c-jun) sind unter wissenschaftlichen Aspekten interessant, da sie den Aktivierungsstatus einer Zelle signalisieren und die molekularbiologischen Veränderungen unter einem anhaltenen Impulseinstrom dokumentieren.

Die hier anzudeutenden Veränderungen auf zellulärer und subzellulärer Ebene dürfen nicht darüber hinwegtäuschen, daß die Erforschung von Mechanismen der Schmerzchronifizierung auf neuronaler Ebene sich noch in den Kinderschuhen befindet und viele Phänomene in ihrer Komplexität nur über Hypothesen angedacht werden können. Dennoch wird klar, daß die Subjektivität des Schmerzes in seiner Variabilität zumindest ansatzweise eine Entsprechung auf neurophysiologischer und molekularbiologischer Ebene findet und diese Veränderungen durch psychosoziale Einflüsse unterhalten werden können.

5.7. Affektiv-kognitive Integration

Die bewußte Wahrnehmung von Schmerz hat zum einen eine diskriminativ-lokalisierende Komponente, um einen schädlichen Reiz auch topisch zuordnen zu können und gegebenenfalls entsprechende Abwehrmaßnahmen einleiten zu können, darüberhinaus muß neben dieser kognitiven Komponente eine emotionale Tönung des Schmerzerlebens erfolgen, um die negative Qualität der Sinneserfahrung dem betroffenen Individuum vermitteln zu können. Auch die Intensität der wahrgenommenen Schmerzempfindung hängt wesentlich von der "inneren" Bewertung eines Schmerzreizes ab.

Über die dem somatosensorischen Kortex als zu vermutendem Ort der diskriminativen Schmerzwahrnehmung vorgeschalteten anatomischen Strukturen des Zentralnervensystems (Rückenmark, Medulla oblongata, Mesencephalon, Thalamus) und deren Verarbeitungsmechanismen entscheidet sich letztendlich die Qualität und Quantität des Symptoms Schmerz.

Da man sich hier keine einfache Reizkaskade vorstellen sollte, sondern ein komplexes Zusammenwirken der genannten anatomischen Strukturen und Systeme vorliegt, wurden die an der Schmerzwahrnehmung beteiligten Neurone und Neurotransmitter des Gehirns auch als Neuromatrix bezeichnet (Melzack 1999). Psychoneuroimmunologische Mechanismen sind in dieses Konzept inte-

griert und erklären, warum die Wahrnehmung von Schmerz sehr eng mit affektiven, emotionalen Einflüssen auf der organischen Grundlage eines vernetzten neuronalen Systems verbunden ist. In zahlreichen PET-Studien repräsentieren sich diese funktionell-topographischen Aspekte der Schmerzwahrnehmung. Es zeigt sich, daß z.B. bei chronischen Schmerzpatienten im Vergleich zu gesunden Kontrollpersonen eine signifikante Zunahme des Blutflusses im Frontokortex, der vorderen Insel sowie des posterioren parietalen und posterioren zingulären Kortex vorliegt. Die Aktivierung zingulärer Strukturen zeigt eine Beteiligung limbischer und paralimbischer Strukturen an, die vermutlich im Zusammmenhang mit der affektiven Kopplung des Symptoms Schmerz stehen (Tölle et al. 1999, Hsieh et al. 1995, Andersson et al. 1997).

5.8. Deszendierende Schmerzhemmung

Die Notwendigkeit, potentielle Schmerzreize schon auf spinaler Ebene inhibitorisch beeinflussen zu können, stellte sich offensichtlich im Laufe der phylogenetischen Entwicklung des Menschen als sinnvoll heraus, um z.B. eine akute physische Traumatisierung besser kompensieren zu können, indem Schmerzreize aktiv unterdrückt werden können. Die experimentellen Grundlagen zur Beschreibung eines deszendierenden Hemmsystems sind noch nicht sehr alt und wurden 1984 von Basbaum und Fields erstmals veröffentlicht.

Zugrunde liegt die Beobachtung, daß eine Unterbindung spinaler Bahnen (z.B. durch experimentelle spinale Kühlung) zu einer erhöhten Antwortbereitschaft spinaler nozizeptiver Neurone führt und damit auf einen deszendierenden spinalen Mechanismus geschlossen werden kann.

Weiterhin führt die tierexperimentelle elektrische Reizung im zentralen Höhlengrau und im unteren Hirnstamm zu einer selektiven Hemmung nozizeptiver Reflexe und Reaktionen. Bei einem akuten Schmerzreiz werden, ausgehend vom mesencephal lokalisierten und dicht mit Opiatrezeptoren besetzten zentralen Höhlengrau, welches Projektionen aus Hypothalamus, Amygdala und Kortexarealen erhält, weitere Kerngebiete im Hirnstamm (Formatio reticularis) aktiviert. Von Bedeutung sind die sogenannten Raphekerne, die mittelliniennah im Bereich der rostralen ventro-medialen Medulla oblongata lokalisiert sind und den größten Teil unseres ZNS-eigenen Serotonins enthalten. Desweiteren der Locus coeruleus, ein im dorsolateralen pontinen Tegmentum lokalisiertes Kerngebiet mit dem höchsten ZNS-eigenen Nor-adrenlingehalt. Diese beiden Neurotransmitter werden nun über die vom periaquäduktalen Grau ausgehenden Projektionen vermehrt ausgeschüt-tet und haben einen inhibitorischen Einfluß auf nozizeptive Hinterhornneurone. Diese hemmen-de Funktion der beiden Neurotransmitter Norad-renalin und Serotonin auf das spinale Hinterhorn-neuron ist zum einen eine direkte rezeptorvermit-telte Inhibition, aber auch über hemmende Inter-neurone indirekt aktivierbar. Die Wirkung von nichtselektiven Antidepressiva, die beide Neuro-transmitter an der Wiederaufnahme hemmen, be-steht in einem vermehrten Angebot von Serotonin und Noradrenalin im synaptischen Spalt zum Hinterhornneuron.

Von weiterer klinischer Relevanz ist, daß Neurone der an der deszendierenden Hemmung beteiligten Kerngebiete sehr große, zum Teil die gesamte Körperoberfläche umfassende Kerngebiete haben, von denen aus sie erregt werden können. Stark schmerzhafte Reize führen daher typischerweise zu einer Reduktion der Schmerzempfindung auf der gesamten Körperoberfläche (Le Bars et al. 1995). Ganzkörperschmerzsyndrome, bei denen man eine Erniedrigung der Schmerzschwelle dis-kutieren muß (z.B. Fibromyalgie), haben mögli-cherweise ihre Ursache in einer Funktionsstörung dieses deszendierenden Hemmsystems. Dies wür-de auch das gute Ansprechen der betroffenen Pa-tienten auf trizyklische Antidepressiva mit einem dualen Wirkmechanismus erklären. Es handelt sich bei der deszendieren Hemmung um ein sehr unspezifisch und diffus angelegtes System, so daß Einflüsse auf eine individuelle Schmerzschwellen-regulation durchaus bei einer Störung des Systems zu diskutieren sind.

Das endogene Opioid-System ist Teil endogener Schmerzhemmsysteme und in seiner topographi-schen Vielfältigkeit, nicht nur zentral, sondern auch peripher wirksam. Die enge Beziehung von Schmerz und Depression deutet sich am Beispiel der Opioid-Rezeptorenvereilung im ZNS an. Ne-ben einer hohen Opioid-Rezeptorendichte spinal (Substantia gelatinosa) und mesencephal (peria-quäduktales Grau) ist diese auch im limbischen Sy-stem festzustellen, einer im Hinblick auf die Af-fektregulation und -kontrolle gleichfalls wichtigen Lokalisation. Der Gebrauch der Opiate als Genuß- und Rauschmittel, sicher auch als eines der ältesten Antidepressiva in der Menschheitsgeschichte, fin-det hierin seinen Grund.

Am Rande sei auch das zunehmend fokussierte en-dogene Cannabinoid-System, das möglicherweise in der Schmerzextinktion, d.h. dem Vergessen von Schmerzen eine Rolle spielt, erwähnt. Auch hie-raus könnten sich für die Zukunft interessante the-rapeutische Optionen ergeben im Hinblick auf be-stimmte Mechanismen der Schmerzchronifizie-rung und deren Prävention.

Literatur

Bremner J., Randell P, Vermettem E, Staib L, Bronen R, Mazure C, Capelli S, Delaney D, Mc Carthy G, Innis R, Charny D.: Magnetic resonance imaging -based measu-rement of hippocampal volume in posttraumatic stress disorder related to childhood physical and sexual abuse- a preliminary report. Biol Psychiat. 1997; 41:23-32

Stein M, Koverola C, Hanna C, Torchia M, McIarty B.: Hippocampal volume in women victimized by child-hood sexual abuse. Psychol Medicine 1997; 27: 951-9

Melzack R, Wall PD: Pain mechanisms: a new theory. Science 1965; 150: 971-9

Melzack R, Wall PD: The challenge of pain. Exciting dis-coveries in the new science of pain control. New York: Basic Books 1983

Melzack R. Pain - an overview. Acta anaesthesiol Scand 1999a; 43: 880-4.

Melzack R. From the gate to neuromatrix. Pain Suppl. 1999b; S121-6

Schmidt, Robert F. und Thews, Gerhard: Physiologie des Menschen, Springer-Verlag, 1985

Descartes, R. (1664, ed 1969) Über den Menschen sowie Beschreibung des menschlichen Körpers(1948) nach der ersten französischen Ausgabe von 1664 übersetzt und mit einer historischen Einleitung und Anmerkungen versehen von K. E. Rothschuh. Lambert Schneider, Hei-delberg.

Handwerker, H.O.: Einführung in die Pathophysiologie des Schmerzes, Springer Verlag, 1998

Handwerker, H.O., Iggo, A., Zimmermann, M.: Seg-mental and supraspinal actions on dorsal horn neurons responding to noxious and non-noxious skin-stimuli. Pain 1975, 1: 147-165

Kayser, H. et al., Behandlung chronischer Schmerzzu-stände in der Praxis, UNI-MED Verlag, 2001

Zenz, M. und Jurna, I., Lehrbuch der Schmerztherapie, WVG 1993, Neuauflage 2001

Mendell, L.M. and Wall, P.D.: Responses of dorsal cord cells to peripheral cutaneous unmyelinated fibres. Nature 206: 97-99

Tölle, T.R., Kaufmann, T., Siessmeier, T., Lautenbacher, S., Berthele, A., Munz, F., Zieglgänsberger, G., Willoch, F., Schwaiger, M., Conrad, B., Bartenstein, P.: Region-specific-encoding of sensory and affective components of pain in the human brain: a positron emission tomography correlation analysis. Ann. Neurol. 1999; 45: 40-47

Hsieh, J.C., Belfrage, M., Stoneelander, S., Hansson, P., Ingvar, M.: Central representation of chronic ongoing neuropathic pain studied with positron emission tomography. Pain 1995; 63: 225-236

Andersson.J.L.R., Lilja, A., Hartvig, P., Langström, B., Gordh, T., Handwerker, H.O., Torebjörk, H.E.: Somatotopic organization along the central sulcus for pain localisation in humans as revealed by positron emission tomography. Exp. Brain Res. 1997; 117: 192-199

Egle, U.T., Hoffmann, S.O., Lehmann, K.A., Nix, W.A.: Handbuch Chronischer Schmerz, Schattauer Verlag 2003

Fields, H.L., Basbaum, A.I.: Central nervous system mechanisms of pain modulation. In: Wall, P.D., Melzack, R. (eds.) Textbook of pain modulation. Edinburgh: Churchill Livingstone 1994; 243-257

Basbaum, A.I. and Fields, H.L. : Endogenous pain control systems: brainstem spinal pathways and endorphin circuitry. Annu. Rev. Neurosci. 7, 30-333 (1984)

Le Bars, D., Bouhassira, D., Villanueva, L.: Opioids and diffuse noxious inhibitory control (DNIC) in the rat. In: Bromm, B., Desmedt, J.E. (eds). Advances in Pain Research and Therapy. New York: Raveb Press 1995; 517-539.

Die Depression als ein wesentlicher Chronifizierungsfaktor bei Schmerzsyndromen

6. Die Depression als ein wesentlicher Chronifizierungsfaktor bei Schmerzsyndromen

Unter dem Konstrukt des Terminus "Chronifizierung" ist neben einem zeitlichen Aspekt länger andauernder Krankheitserscheinungen (in aller Regel mehr als sechs Monate) auch eine qualitative Bewertung hinsichtlich der Prozeßaktivität von Krankheitserscheinungen zu verstehen. Die Analyse von Faktoren, die einen Chronifizierungsprozeß aktivieren und dann aufrechterhalten, hat nicht nur Auswirkungen auf mögliche Aussagen zur Chronifizierungsprävention, sondern ergibt auch Ansatzpunkte in der konkreten therapeutischen Realität.

Um so mehr überrascht es, wie wenig Erkenntnisse moderner neurobiologischer und psychosozialer Grundlagenforschung in die klinische Praxis integriert werden. Weder von gesundheitspolitischer noch von sozialmedizinischer Seite werden diesbezügliche Bemühungen erkenntlich.

Die Prophylaxe einer Schmerzchronifizierung ist die beste Therapie und erspart einen z.T. langjährigen invalidisierenden Schicksalsweg, den immer noch Tausende gehen müssen, da die verfügbaren Erkenntnisse nicht ausreichend umgesetzt werden. Eine akute Schmerzsymptomatik bedarf deshalb immer der intensiven Therapie, nicht alleinig medikamentös, sondern unter Einbeziehung der psychosozialen Ausgangssituation des Patienten.

Es bleibt die Frage, warum nur bei einem kleineren Anteil der betroffenen Patienten Schmerzen chronifizieren und beim Großteil der Betroffenen die Schmerzsymptomatik eine ausgezeichnete Spontanremission aufweist (am Beispiel des akuten unspezifischen Rückenschmerzes deutlich).

Subjektive Wahrnehmungsphänomene wie Schmerzen oder Emotionen, die sich einer direkten Meßbarkeit entziehen, sind deshalb von besonderer Bedeutung, da sie hinsichtlich ihrer Wertigkeit im Zusammenhang mit einem Chronifizierungsprozeß unterschätzt werden. Sehr viel einfacher ist es doch z.B. eine Entzündungsaktivität labortechnisch dokumentieren oder histopathologische Befunde illustrierend darlegen zu können, um eine chronifizierte Erkrankungsaktivität belegen zu können. All dies gelingt bei chronischen Schmerzzuständen nicht in dieser meßtechnischen Analogie, wenn auch immer wieder frustrane Versuche unternommen werden, organmorphologische Befunde in ihrer Ausprägung mit subjektiver Schmerzwahrnehmung zu korrelieren.

Der klinische Beobachter gewinnt den Eindruck, daß offensichtlich die Initiierung eines chronisch verlaufenden Krankheitsprozesses sehr viel mehr an pathogenen Einflüssen bedarf, als diesen Prozeß dann wiederum zu unterhalten. Die Chance einer Reversibilität eines chronischen Krankheitsverlaufes jedoch nimmt mit zunehmender Krankheitsdauer ab. Immer wieder ist man aber überrascht über nach langer Zeit remittierende Verläufe, auch bei Schmerzpatienten, wenn sich pathogene Einflüsse aus dem psychosozialen Umfeld verändern, dies zumeist in drastischer Form, seien es Trennungserlebnisse, Tod eines nahen Angehörigen (z.B. eines suppressiven Elternteils) oder auch Berufs- oder Ortswechsel. Dies deutet darauf hin, daß sich in der Analyse von Mechanismen der Chronifizierung und von Faktoren, die hierzu beitragen, ein ernstzunehmendes therapeutisches Potential zu verbergen scheint. Der affektiven Situation des Patienten im Krankheitsprozeß scheint damit eine bedeutende Rolle zuzukommen.

S.O. Hoffmann (2003) führt folgende Chronifizierungsfaktoren bei Schmerzpatienten an:
1. Somatische Faktoren
• Die Schwere des akuten Schmerzes und die Art (Vollständigkeit der Analgesie) seiner Frühbehandlung stellen in sich Risikofaktoren für die Entwicklung eines chronischen Schmerzsyndroms dar.
2. Primärer Krankheitsgewinn
• Das Symptom stellt eine unbewußte Stabilisierung, Entlastung, Kompensation dar und ist deswegen schwer verzichtbar ("innerer Krankheitsgewinn").
3. Sekundärer und tertiärer Krankheitsgewinn
• Soziale Verstärkungen, vor allem die Partnerbeziehung und die Zuwendungen Dritter (Renten!), fördern die Symptomerhaltung ("äußerer Krankheitsgewinn").
4. Der Einfluß von allgemeinen "Lebensschicksalen"
• Krankheiten, finanzielle Belastungen, berufliche Veränderungen, Erbschaftsvorgänge, chronische soziale Spannungen und weiteres können sich symptomchronifizierend auswirken.
5. Das Verhalten von Ärzten kann über mehrere Wege symptomerhaltend sein
• Vom ärztlichen Krankheitsverständnis her, das überwiegend rein somatogen ist wie das des Kranken
• Vom ärztlichen Handeln in Diagnostik und Therapie
• Von der Arzt-Patient-Beziehung her, die nicht selten unerkannte Charakteristika einer pathologischen Interaktion annimmt
6. Eine Kombination mit affektiven Störungen, vor allem Ängsten und chronischen depressiven Verstimmungen, wirkt sich ebenfalls schmerzerhaltend aus.
7. Erworbene kognitive (Bewertungs-) Stile, z.B. falsche Kausal- und Kontrollattributierungen, führen zu unangemessenen Coping-Reaktionen, die den Schmerz aufrechterhalten.
8. Die Bedeutung der Somatisierungsneigung als Risikofaktor für das Chronifizierungsgeschehen ist in neuerer Zeit zunehmend erkannt worden.

Tab. 6.1: Chronifizierungsfaktoren bei Schmerzpatienten.

In der Beurteilung der Relevanz depressiver Verstimmungszustände im Hinblick auf ihre Chronifizierungspotenz ist wohl offensichtlich das Ausmaß der Depressivität von nur untergeordneter Bedeutung. In Abhängigkeit von den benutzten Diagnosekriterien läßt sich eine recht unterschiedliche Komorbidität zu Schmerzsyndromen erhalten, wie dies schon im Kap. 2. "Klinische Korrelation" dargestellt wurde. Auch die Frage, ob eine Depression in ursächlichem Zusammenhang dem Schmerzsyndrom vorausging oder nachfolgte, ist in der Vielzahl der Studien nicht eindeutig zu beantworten, wenn auch tendenziell die Auffassung vertreten wird, daß depressive Begleitsymptome in der überwiegenden Mehrzahl der Fälle eine Folge chronischer Schmerzen darstellen und nicht vice versa.

Wie sehr ein depressiver Affekt Einfluß auf eine mögliche Symptompersistenz und damit auf eine Chronifizierung hat, läßt sich aus einer Untersuchung von Hasenbring (2001) erkennen, in der sie sich auf die Auswirkungen von Depressivität auf Rückenschmerzen bei begleitendem lumbalem Bandscheibenvorfall bezieht: "Liegt bei einem Patienten mit akutem lumbalem Bandscheibenvorfall und radikulärer Schmerzsymptomatik eine erhöhte depressive Stimmungslage vor, ist in über 80 % der Fälle davon auszugehen, dass der Betroffene von einer Operation allein nicht profitieren und ein chronisches Schmerzbild entwickeln wird. Die Sensitivität erreichte Werte um 90, die Spezifität ca. 75 %. Überwiegend handelt es sich dabei um milde Formen von Depressivität mit ihren emotionalen (niedergeschlagene Stimmung), motivationalen (Antriebsverlust), kognitiven (Gedanken der Hilf- und Hoffnungslosigkeit) und verhaltensmäßigen Anteilen." Ursächlich sind diesbezüglich länger anhaltende psychosoziale Belastungsfaktoren anzuführen, weiterhin chronische physische/psychische Überforderungssituationen, lebensverändernde Ereignisse mit erheblichen Auswirkungen auf die Befindlichkeit (Verlust, Tod eines nahen Angehörigen etc.).

Interessanterweise ließ sich in dieser Untersuchung eine sehr niedrige Rate psychiatrisch relevanter Erkrankungen finden (2-5 %) und in den meisten Fällen war der emotionale Anteil einer niedergeschlagenen oder depressiven Stimmung nicht beobachtbar, sondern die Depressivität manifestierte sich auf einer anderen Ebene.

Wie kann sich Depressivität schmerzverstärkend oder -chronifizierend auswirken?

Neben direkten neurobiologisch gegründeten Hypothesen über eine Absenkung der Schmerzschwelle durch negative Beeinflußung körpereigener Schmerzhemmsysteme (verringerte Endorphinausschüttung [Farell und Gustavson 1986], verminderte Aktivität der endogenen deszendierenden Schmerzhemmsysteme) ist Depressivität von erheblicher Bedeutung in der sekundären Krankheitsverarbeitung (Coping) von Schmerzsyndromen.

Da Depressivität auch häufig mit erhöhtem Angstempfinden einhergeht, kann eine konsekutive Schonhaltung bzw. Vermeidungsverhalten zu negativen Einflüssen auf die Skelettmuskulatur führen (Atrophie, Fehlhaltung) und dadurch sekundär den muskulären Schmerzanteil verstärken. Auf der Grundlage einer katastrophisierenden Grundhaltung kann es zu einer Verstärkung des skizzierten Circulus vitiosus kommen.

Somit hat Depressivität auch direkten Einfluss auf die individuelle Schmerzverarbeitung. In diesem Zusammenhang sind sowohl ein extremes Vermeidungsverhalten als auch ein ausgeprägtes Durchhalteverhalten als wesentliche Chronifizierungsmechanismen identifiziert worden (Philips 1987).

Somit hat Depressivität auch in milder Ausprägung eine erhebliche Bedeutung auf verschiedensten Ebenen der Schmerzchronifizierung und ist damit von großer Bedeutung für die Diagnostik und eine erfolgreiche Therapie chronischer Schmerzsyndrome.

Literatur

Hoffmann, S.O. und Franke, T.W.: Der lange Weg in die Schmerzkrankheit: Faktoren der Chronifizierung. In: Handbuch Chronischer Schmerz, Egle et al., Schattauer 2003

Hasenbring, M., Hallner, D., Klasen, B.: Psychologische Mechanismen im Prozeß der Schmerzchronifizierung. Schmerz 2001 15: 442-447

Farell, P.A., Gustavsona.B.: Exercise stress and endogenous opiates. In: Plotnikoff, N.P., Faith, R.E., Murgo, A.J., Good, R.A. (eds) Enkephalins and endorphins: stress and the immune system. Plenum Press, New York, pp 47 - 58

Philips, H.C., Grant, L.: The evolution of chronic back pain problems. Behav. Res Ther 1987 29: 435-441

Therapie mit Antidepressiva in der Schmerztherapie

7. Antidepressiva in der Schmerztherapie

7.1. Einleitung

Obgleich sich schon sehr früh nach der Einführung der Antidepressiva in die Pharmakotherapie zeigte, daß diese Substanzen auch in der Schmerztherapie bedeutsame therapeutische Effekte bewirken können, führen sie nach wie vor ein Schattendasein unter den wirksamen Schmerztherapeutika. Erstmals wies 1960 Paoli in einer französischsprachigen Arbeit auf den analgetischen Effekt von Imipramin hin.

Insbesondere jedoch die Arbeitsgruppe um den Schweizer Psychiater R. Kocher (1976) publizierte umfangreich zu dieser Thematik und wies früh auf mögliche synergistische Effekte in der kombinierten Anwendung von Antidepressiva und Neuroleptika hin. Zum damaligen Zeitpunkt bezogen sich die meisten Veröffentlichungen auf Imipramin mit gutem Resultat bei Tumorschmerzen und Patienten mit neurologischen Erkrankungen, die nicht näher spezifiziert wurden, die jedoch nach den heutigen Definitionen möglicherweise einem neuropathischen Schmerzsyndrom zuzuordnen wären. Obgleich sich schon in den siebziger und achtziger Jahren eine klare Evidenz auch in kontrollierten Studien für den Einsatz von Antidepressiva in der Therapie chronischer Schmerzsyndrome abzeichnete und in der Folge auch bestätigt wurde, korrelieren diese Erkenntnisse nicht mit der klinischen Praxis. Antidepressiva werden immer noch zu zurückhaltend und zu wenig eingesetzt. Die Gründe hierfür sind vielfältig.

7.2. Der Antidepressiva-Mythos

Die Verordnung und der Einsatz von Antidepressiva legen sowohl beim verordnenden Arzt als auch beim Patienten den Eindruck nahe, daß es sich bei seiner Schmerzsymptomatik um eine psychiatrische Erkrankung handeln könnte. Diese Vorstellung führt bei den Patienten häufig zu einer starken Abwehr dieser vermeintlichen Zusammenhänge, würde es doch bedeuten, daß ihr real empfundener Schmerz möglicherweise nur "eingebildet" ist oder nur in ihrer Vorstellungswelt existiert und sich damit einer realen Grundlage entzieht. Das interne Kausalitätsgefüge des Patienten und sein subjektives Krankheitsmodell lassen sich nicht

mit einer potentiellen psychiatrischen Erkrankung in Übereinstimmung bringen, so daß sich der Patient bei der Verordnung eines Antidepressivums erheblich mißverstanden und in seiner Krankheitsproblematik nicht angenommen fühlt. Das hieraus resultierende Kränkungserleben ist erheblich, führt zur Malcompliance hinsichtlich der Antidepressiva-Einnahme, zum Arztwechsel, zur weiteren Chronifizierung des Schmerzsyndroms. Nur das Verständnis des Patienten, daß Antidepressiva analgetisch im eigentlichen Sinn wirksam sind, durchaus vor dem Hintergrund einer möglichen psychosozialen Einflußkomponente auf das Schmerzgeschehen, und keine ätiologische Festlegung auf eine seinen Schmerz determinierende psychiatrische Erkrankung bedeuten, kann bei entsprechender therapeutischer Führung und Beziehung zum Patienten ein erfolgreicher Einsatz von Medikamenten aus der Substanzgruppe der Antidepressiva erfolgen.

Aber auch von seiten des Arztes können erhebliche Widerstände existieren, die den Einsatz von Antidepressiva limitieren: fehlende Erfahrung mit dem therapeutischen Einsatz dieser Substanzen, ungenügende Information über die adäquate Dosierung und zielgerechte Indikationen. Fehlen auch beim ärztlichen Verordner Verständnis für ein bio-psycho-soziales Ätiologieverständnis chronischer Schmerzsyndrome, so werden diese Defizite an den Patienten weitergegeben. Leider immer noch sehr häufig ist die Einstellung anzutreffen, daß man mit Schmerzen leben und diese auch bis zu einem gewissen Grad aushalten müsse.

Ärztliches Verhalten wie Mimik und Gestik signalisieren dem Patienten sehr wohl auch nonverbal, was sich hinter dem gesprochenen Wort verbirgt. So kann nur eine ausgewogene Information sowohl Arzt als auch Patient vor Fehleinschätzungen bewahren.

7.3. Patienteninformation vor Therapiebeginn

Folgende Informationen sind beim Einsatz von Antidepressiva in der Schmerztherapie für den Patienten notwendig, um die Compliance zu erhalten:

- 1. Der Patient bekommt das Antidepressivum nicht verordnet, weil er an einer psychiatrischen Erkrankung leidet, sondern an einem chronischen Schmerzsyndrom.

- 2. Beim chronischen Schmerz ist häufig nicht mehr im Detail die Ursache für den initialen akuten Schmerz herauszufinden ("Jeder chronische Schmerz war einmal ein akuter Schmerz").

- 3. Grundlage einer Verselbständigung des Schmerzes zu einem eigenständigen Krankheitsprozeß ist ein multifaktorielles Geschehen, zu dem sowohl somatische Faktoren als auch das psychosoziale Umfeld des Patienten beitragen (sogenanntes "bio-psycho-soziales Krankheitsmodell").

- 4. Antidepressiva haben einen eigenen analgetischen Effekt, der unabhängig von der antidepressiven Wirkung zu erzielen ist. Sie erhöhen weiterhin die "Schmerzschwelle" und wirken sich günstig auf einige den Schmerz begleitende Symptome aus (z.B. Schlafverhalten). Das Medikament wird in der Schmerztherapie in einer sehr viel niedrigeren Dosierung als in der Depressionsbehandlung eingesetzt und ist schon nach einigen wenigen Tagen wirksam.

- 5. Mögliche unerwünschte Wirkungen sind dem Patienten vorab zu erklären, um einem eigenständigen Absetzen des Medikamentes vorzubeugen. Initiale schlechte Erfahrungen mit einem Medikament belasten die mittelfristige Compliance.

- 6. Ein Schmerzkalender mit Dokumentation mit der Schmerzstärke (Visuelle Analog-/numerische Schmerzskala) ist regelmäßig zu führen, um den therapeutischen Effekt, die Begleitmedikation und eventuell auftretende Nebenwirkungen erfassen zu können.

7.4. Trizyklische Antidepressiva

Bei den trizyklischen Antidepressiva handelt sich um die Substanzgruppe aus der Reihe der Antidepressiva mit der besten Wirksamkeit bei chronischen Schmerzsyndromen. Bei den trizyklischen Antidepressiva handelt es sich um kombinierte Serotonin- und Noradrenalin-Wiederaufnahmehemmer. Die jeweilige Serotonin- und Noradrenalin-Wiederaufnahmehemmung ist bei den jeweiligen trizyklischen Antidepressiva in charakteristischer Weise anteilig festzustellen. So reicht das Spektrum von einem Überwiegen der Serotonin-Wiederaufnahmehemung (Clomipramin), einer ausgeglichenen Serotonin-Noradrenalin-Wiederaufnahmehemmung (Amitriptylin, Doxepin, Imipramin) bis hin zu einem Überwiegen der Noradrenalin-Wiederaufnahmehemmung (Desipramin, Nortriptylin). Rein selektive Wiederaufnahmehemmung, die sich selektiv nur auf einen Transmitter bezieht, ist bei den trizyklischen Antidepressiva nicht anzutreffen (siehe Abb. 7.1 und 7.3).

Diese Tatsache hat auch theoretische Implikationen für die Frage der Wirksamkeit der Trizyklika zur Folge.

Wie im Kap. 4.2. über die Wirkungsmechanismen von Antidepressiva schon ausgeführt wurde, führen präsynaptische Wechselwirkungen von Serotonin (= 5-Hydroxy-Tryptamin = 5-HT) und Noradrenalin (NA) an der spinalen Hinterhornzelle zu einem synergistischen antinozizeptiven Effekt.

Feuerstein führt diesbezüglich (1997) in einer Übersichtsarbeit aus: "Wegen des terminalen Regelkreises zwischen den beiden Monoaminen ist anzunehmen, daß ein selektiver NA-Wiederaufnahmehemmer zwar die extrazelluläre Konzentration des antinozizeptiv wichtigen Noradrenalins erhöht, jedoch dabei auch die Freisetzung des ebenfalls antinozizeptiv wichtigen Serotonin (5-HT) hemmt. Ein unselektiver NA/5-HT-Wiederaufnahmehemmer blockiert die Transporter beider Monoamin-Nervenendigungen, erhöht also die extrazelluläre Konzentration von NA als auch von 5-HT. Ein selektiver 5-HT-Wiederaufnahmehemmer verstärkt zwar die antinozizeptive serotonerge Transmission und erhöht auch die extrazelluläre NA-Konzentration durch Blockade der Selbsthemmung der NA-Freisetzung; die Blockade der alpha-2-Adrenozeptoren durch 5-HT findet jedoch auch an den Nervenendigungen und den Zellkörpern der ersten Umschaltstelle der nozizeptiven Transmission im Hinterhorn des Rückenmarks statt, so daß die erhöhte extrazelluläre NA-Konzentration nicht antinozizeptiv zur Geltung kommen kann. Deswegen ist anzunehmen, daß ein selektiver 5-HT-Wiederaufnahmehemmer nur die serotonerge Komponente der Antinozizeption verstärkt, die noradrenerge Komponente jedoch vermindert. Dies ist das Gegenbeispiel zu dem oben dargestellten, ebenfalls einseitigen Effekt eines selektiven NA-Wiederaufnahmehemmers, der nur die noradrenerge Komponente der Antinozizeption verstärkt, die 5-HT-Ausschüttung jedoch vermindert. Aus diesen präklinisch-experimentellen Zusammenhängen ergibt sich folgende Vermutung (Feuerstein 1997):

"Ein unselektiver Wiederaufnahmehemmer bzw. - allgemeiner - ein Antidepressivum, das sowohl die noradrenerge als auch die serotonerge Neurotransmission verstärkt, sollte als Analgetikum auch klinisch einer alleinigen NA- oder 5-HT-selektiven Substanz überlegen sein."

Aus der Vielzahl an hochwertigen Studien, die einem Evidenzlevel 1 entsprechen (siehe Übersichten bei Feuerstein 1997, Fishbain 2000) geht hervor, daß die trizyklischen Antidepressiva eine signifikante Schmerzlinderung bei verschiedensten chronischen nichtmalignen Schmerzsyndromen gegenüber Placebo bewirken. Hierbei zählen Clomipramin und Amitriptylin zu den am besten untersuchten Substanzen, aber diese Feststellung gilt in gleicher Weise für Doxepin, Imipramin, Nortriptylin und Desipramin und ist auch auf das atypische Antidepressivum Trimipramin und das tetrazyklische Antidepressivum Maprotilin übertragbar.

Insbesondere der Metabolit des Clomipramin, das Desmethyl-Clomoipramin, erklärt die gute Wirksamkeit der Gabe von Clomipramin in der Schmerztherapie, da es sich hierbei um einen recht ausgeglichenen dual serotonerg/noradrenerg wirksamen Metaboliten handelt.

7.5. Dosierung trizyklischer Antidepressiva in der Schmerztherapie

Die meisten Studien wurden, bezugnehmend auf Amitriptylin und Clomipramin, in einer Dosierung zwischen 25 und 75 mg durchgeführt. Die Dosierung sollte am Beispiel dieser beiden Präparate mit 25 mg zur Nacht beginnen, die Anfangsdosierung kann auch bei 10 mg liegen. Nur das langsame Aufdosieren kann den Patienten mit möglichen Nebenwirkungen vertraut machen. Eine Dosissteigerung alle 2 Tage um 10 mg ist möglich, wenn man z.B. eine Gesamtdosis von 50 mg anstrebt. In praxi wird man jedoch mit 25 mg beginnen und bei guter Verträglichkeit nach 1 Wo-

che auf 50 mg steigern. Sollte sich hier noch kein ausreichend analgetischer Effekt ergeben, sind auch 75 mg unter Beachtung der Verträglichkeit einzudosieren.

Amitriptylinoxid (Equilibrin) zeigt tierexperimentell weniger periphere anticholinerge Nebenwirkungen, deshalb sollen unter Amitriptylinoxid weniger kardiovaskuläre und anticholinerge unerwünschte Wirkungen in der Anwendung beim Menschen auftreten. Die Substanz ist jedoch nicht zugelassen zur Schmerztherapie, wird aber immer wieder aufgrund möglicher Verträglichkeitsvorteile in dieser Indikation eingesetzt. Der Zulassungsstatus für Amitriptylin ist unterschiedlich, z.T. liegen Zulassungen nur für die Retardpräparationen vor (z.B. Saroten retard). Die Gabe eines Retard-Amitriptylin soll die initialen Nebenwirkungen aufgrund eines nicht so schnellen Wirkstoffspiegelanstieges vermindern, dies wird jedoch erkauft mit einem möglichen sedierenden "overhang" am nächsten Morgen bei abendlicher Gabe.

Warum manche unretardierten Amitriptylinpräparate über keine Zulassung zur "langfristigen Schmerzbehandlung im Rahmen eines therapeutischen Gesamtkonzeptes" (z.B. Saroten) und andere wiederum über eine solche verfügen (z.B. Amitriptylin-neuraxpharm) hat keinen wissenschaftlich begründbaren Bezug, sondern ergibt sich wohl aus den Formalitäten des Zulassungsprocederes. Der auf der Fachinformation des jeweiligen Präparates ausgewiesene Zulassungsstatus könnte Bedeutung für die Erstattungsfähigkeit des Präparates haben (Cave: "off-label-use"), jedoch ergeben sich durch die durchweg niedrigen Preise für diese Präparate diesbezüglich in der Verordnungsrealität keine Schwierigkeiten mit den zuständigen gesetzlichen Krankenkassen.

Hinsichtlich angegebener Dosierungsempfehlungen für das Amitriptylin ergeben sich keine Unterschiede zum Clomipramin, dem Antidepressivum, dem nach dem Amitriptylin die zweitwichtigste Bedeutung zukommt. Immer wieder ist man mit der Mär konfrontiert, daß man Clomipramin nur morgens einsetzen sollte, da es antriebssteigernd, gar vigilanzfördernd sein könnte. Dies hat möglicherweise seine Ursache in Beobachtungen bei höheren Dosierungen, wie sie z.B. in der Psychiatrie verwendet werden. Weiterhin ist zu beachten, daß Clomipramin überwiegend die Serotonin-Wiederaufnahme hemmt und deshalb der Einsatz in der psychiatrischen Therapie bei gehemmt-depressiven Syndromen empfohlen wird. Sogar bei Benkert/Hippius (1995) wird ausgeführt: "Clomipramin muß bei depressiven Patienten, bei denen Angst und Schlafstörungen Leitsymptome sind, ggf. mit sedierenden Medikamenten, z.B. Benzodiazepinen, kombiniert werden, da die Substanz selbst keine sedierende Wirkung hat."

Die Erfahrung des Autors bei chronischen Schmerzsyndromen deckt sich nicht mit diesen Empfehlungen, wie sie für das psychiatrische Indikationsgebiet ausgesprochen werden. In Dosierungen zwischen 25-75 mg machen sich sehr wohl den Patienten beeinträchtigende sedierende Effekte bemerkbar, so daß Clomipramin auch angesichts seiner langen Halbwertszeit zur Nacht hin in einer Einmaldosis verordnet werden sollte. Einer Kombination der morgendlichen Gabe von Clomipramin und einer abendlichen von Amitriptylin kann ich mich aus den dargelegten Gründen nicht anschließen, die sedierende Komponente kann auch beim Clomipramin dominieren, die Halbwertszeit rechtfertigt bei beiden Substanzen eine Einmalgabe.

Dies gilt auch für Doxepin, dessen sedierende Komponente jedoch am stärksten ausgeprägt zu sein scheint.

1. Zulassungstext
Langfristige Schmerzbehandlung im Rahmen eines therapeutischen Gesamtkonzeptes
• Amineurin (Amitriptylin) 100 ret. Tbl.
• Amitriptylin-neuraxpharm Lsg.
• Amitriptylin-neuraxpharm 25-/50-/75 mg retard Tbl.
• Amitriptylin-RPh 25 mg Tbl.
• Saroten (Amitriptylin) Tabs 50 mg Filmtbl.
• Saroten (Amitriptylin) retard Tabs 75 mg
2. Zulassungstext
Langfristige Schmerzbehandlung
• Anafranil (Clomipramin) 10-/25mg Drg.
• Anafranil (Clomipramin) 75 mg retard Tbl.
• Anafranil (Clomipramin) Injektionslösung
• Clomipramin 10-/25 mg Tbl. von ct
• Clomipramin-ratiopharm 75 mg Retardtbl.
• Clomipramin-neuraxpharm 75 mg Retardtabl.
• Tofranil (Imipramin) mite/25 mg Drg.
• Imipramin neuraxpharm 25 mg Filmtbl.
3. Zulassungstext
Chron. Schmerzzustände, die das seelische Befinden beeinträchtigen
• Aponal (Doxepin) 50 Filmtabl.
4. Zulassungstext
Chronische Schmerzzustände
• Pryleugan (Imipramin) 10-/25 mg Drg.
• Herphonal (Trimipramin) 25 mg Film-Tbl.
• Stangyl (Trimipramin) 25 mg/100 mg Tabs
• Stangyl (Trimipramin) Tropfen
• Stangyl (Trimipramin) Injektionslösung
Für alle anderen in dieser Tab. nicht aufgeführten Antidepressiva besteht keine gesonderte Zulassung in der Indikation chronischer Schmerz.

Tab. 7.1: Liste der zur Schmerztherapie zugelassenen Antidepressiva einschließlich Zulassungstext (nach Rote Liste 2004).

Die Frage, für welches trizyklische Antidepressivum man sich denn entscheiden sollte, steht aus Sicht des Autors nicht im Vordergrund, sondern die Verfügbarkeit einer ausreichenden Erfahrung im Umgang mit einer Substanz. So sollte man sich für allenfalls zwei trizyklische Antidepressiva im täglichen Einsatz entscheiden und sich einen entsprechenden Erfahrungsschatz erarbeiten, der den Einsatz dieser Substanzen kalkulierbarer werden läßt.

7.6. Trizyklische Antidepressiva als Infusion?

Die Verabreichung von trizyklischen Antidepressiva als Infusionslösung stellt aus vielerlei Gründen eine in der Schmerztherapie interessante Form der Medikamentenapplikation dar. Pharmakokinetische Aspekte sind diesbezüglich sicherlich von untergeordneter Bedeutung. Infusionen haben in der Vorstellung vieler Patienten immer noch einen sehr hohen Stellenwert hinsichtlich einer möglichen hierdurch verstärkten Wirksamkeit eines Medikamentes. Durch die Verabreichung einer Infusion scheint sich auch gegenüber Angehörigen dokumentieren zu lassen, daß eine "echte" Krankheit mit medizinisch-ärztlichem Handlungsbedarf vorliegt. Es verbindet sich mit der Gabe einer Infusion die Vorstellung einer besonders "intensiven", weil "direkten" Wirksamkeit eines Medikamentes. Ein schnellerer Wirkeintritt der i.v.-Therapie kann allenfalls im Hinblick auf die sedierenden Begleitwirkungen der trizyklischen Antidepressiva im vorgeschlagenen Dosierungsbereich (z.B. 25 mg Amitriptylin in 500 ml 0,9 %iger NaCl-Lösung über 1-2 h) postuliert werden, für den eigentlich analgetischen Effekt lassen sich wahrscheinlich pharmakodynamisch keine wesentlichen Vorteile der i.v.-Therapie gegenüber der oralen Verabreichung finden.

Es besteht jedoch kein Zweifel daran, daß sich der Wirkungsgrad hinsichtlich Schmerzreduktion durch die Verabreichung der trizyklischen Antidepressiva als Infusionsserie deutlich erhöhen läßt. Diese "Placebokomponente" der i.v.-Therapie rechtfertigt uneingeschränkt ihren Einsatz, idealerweise z.B. im Rahmen eines stationären Aufenthaltes, um den Patienten über die schlafinduzierende Wirkung der Substanzen auch in ihrem Schlafprofil zu stabilisieren. Ca. 30-40 % der Patienten berichten nach der i.v.-Gabe von z.B. Amitriptylin über ein z.T. sehr beeinträchtigendes intensives Unruhegefühl im Bereich der unteren Extremitäten, welches sich auch auf den ganzen Körper ausbreiten und etwa bis zu einer Stunde anhalten kann. Anschließend kommt es häufig zum Einschlafen unter der Infusion, wobei auch hier immer noch viele Patienten beunruhigt sind über mögliche schädliche Folgen einer leeren Infusionsflasche, die noch Kontakt zum Venensystem hat. Auch wenn es sich um eine scheinbare Banalität handelt, kann die vermeintliche Bedrohung, die der Patient für sich durch ein potentielles Eindringen von Luft in sein Venensystem empfindet, wertvolles Vertrauen in eine sinnvolle Therapie zerstören. Der Patient ist unbedingt auch über solche "Kleinigkeiten" aufzuklären, daß ihm kein Schaden daraus erwächst, wenn er die Beendigung seiner Infusion der Schwester nicht selbst mitteilen kann, sondern einschläft. Auch über die mögliche vorübergehende "Unruhesymptomatik", über deren Ursächlichkeit auf Neurotransmitterebene jetzt nicht diskutiert werden soll, ist der Patient aufzuklären. Es ist durchaus auch erlaubt, die Placebokomponente einer Infusionsgabe suggestiv zu verstärken, dies ist mit dem ärztlichen Selbstverständnis im Hinblick auf die therapeutische Führung des Patienten bestens vereinbar.

7.7. Die Trizyklika - unerwünschte Wirkungen der besonderen Art

Der Einsatz von trizyklischen Antidepressiva erfordert vom Kliniker ein besonderes Maß an Erfahrung, diese ist beim Einsatz in schmerztherapeutischen Indikationen nicht immer gegeben, da in den allerseltensten Fällen ein psychiatrisch erfahrener Kollege hinzugezogen wird. Die Bezeichnung "Antidepressivum" könnte andeuten, daß sich hinter dieser Substanzgruppe "Allerweltsheilmittel" ("happy pills") verbergen und darüber hinwegtäuschen, daß es sich bei den trizyklischen Substanzen um Präparate mit einer sehr engen therapeutischen Breite und damit mit einer erheblichen Toxizität handelt. Aufgrund der vielfältigen Rezeptoreninteraktionen auch außerhalb des zentralen Nervensystems ergeben sich eine Fülle an Nebenwirkungen, die ihre Ursache in einer Interaktion mit dem vegetativen Nervensystem haben. So ergeben sich in Abhängigkeit von biochemischpharmakologischen Eigenschaften der jeweiligen verwendeten Substanzen vielfältigste Effekte (anticholinerge, antihistaminerge, adrenolytische, noradrenalinpotenzierende, spasmolytische Eigenschaften).

7.7.1. Der trockene Mund - ein erhebliches Complianceproblem

Nichtdepressive Menschen vertragen Antidepressiva in analogen Dosierungen schlechter als Patienten, die diese Medikamente wegen einer manifesten Depression einnehmen. Über mögliche Gründe kann man nur spekulieren, dies ist jedoch eine anerkannte und belegte Tatsache (Möller). Insbesondere bei jüngeren berufstätigen Patienten, die in ihrem Berufsalltag sprechen müssen, z.B. im Kundenkontakt, kann die Manifestation anticholinerger Begleitwirkungen zu einer verminderten Speichelsekretion und damit zu einem trockenen Mund führen, der nicht nur als unangenehm in der allgemeinen Befindlichkeit empfunden wird, sondern auch zu Störungen des Kauens und Schluckens, vor allem jedoch zu Schwierigkeiten beim Reden führen kann. Die ständige externe Flüssigkeitszufuhr oder die Verwendung "künstlichen Speichels" in Form von entsprechenden Sprays löst jedoch das Problem nicht. Auch schon Dosierungen ab 25 mg können die beschriebene Beschwerdesymptomatik hervorrufen und werden vom Patienten nicht dauerhaft toleriert. Insbesondere in der Einstellungsphase kommt es zu verstärkten anticholinergen Nebenwirkungen, die sich im weiteren Verlauf der Einnahme abschwächen. Jedoch gerade die Erfahrungen des Erstkontaktes mit einem Medikament entscheiden in besonderem Maße über die weitere Akzeptanz. So ist auch hinsichtlich dieser Problematik eine ausgesprochen motivierende Grundhaltung des verordnenden Arztes nötig. Die Verordnung eines trizyklischen Antidepressivums "im Vorübergehen" ("Na ja, ich hab da noch was anderes für Sie") wird den Anforderungen an das Nebenwirkungsprofil dieser Substanzgruppe nicht gerecht und es besteht die Gefahr, daß aufgrund sich einstellender Complianceprobleme eine wertvolle therapeutische Option nicht in erschöpfendem Maße in Anwendung gebracht werden kann. Somit wird ein scheinbar belangloses und vital nicht bedrohliches Problem, wie die in ihren Auswirkungen dargestellte verminderte Speichelproduktion, zu einem erheblichen Therapiehindernis.

Weitere Auswirkungen der anticholinergen Wirkpotenz trizyklischer Antidepressiva sind in vielen Bereichen feststellbar und sicherlich in diesem Rahmen nicht erschöpfend abhandelbar, einige bedürfen jedoch der Erläuterung. Dies betrifft vor allem die kardialen Auswirkungen. Die wichtigste kardiale Nebenwirkung trizyklischer Antidepressiva ist die Beeinflussung der atrioventrikulären Reizüberleitung , aber auch die ventrikuläre Reizleitung selbst. Aus diesem Grund dürfen bei vorbestehenden Reizleitungsstörungen (AV-Blockierungen, Links-, Rechtsschenkelblock) trizyklische Antidepressiva nicht gegeben werden. Die Ableitung eines EKG vor Behandlungsbeginn ist obligat. Auch schon ein AV-Block 1. Grades mahnt zur Vorsicht und sollte nicht ohne die vorherige Konsultation eines Kardiologen zum Einsatz trizyklischer Antidepressiva führen. Die chinidinartigen Wirkungen der trizyklischen Antidepressiva im Sinne eines antiarrhythmischen Effektes können jedoch wie bei allen anderen Antiarrhythmika auch zu arrhythmogenen Auswirkungen führen und bergen die Gefahr einer Akzentuierung von z.B. ventrikulärer Extrasystolie mit potentiell ungünstigen Komplikationen.

Ein negativ chronotroper Effekt kann zu einer Sinustachykardie führen, eine negativ inotrope Auswirkung auf den Herzmuskel verbietet den Einsatz trizyklischer Antidepressiva bei einer Herzinsuffizienz. Bei vor Therapiebeginn normalem EKG sind jedoch ernste kardiale Nebenwirkungen im Verlauf unter dem Einsatz von trizyklischen Antidepressiva nicht zu erwarten. In der Analyse von möglichen Nebenwirkungen durch trizyklische Antidepressiva ist zu beachten, daß Folgen einer "Irritation" des vegetativen Nervensystems manifest werden. Z.B. eigentlich zu erwartende Obstipationsbeschwerden durch die anticholinergen parasympatholytischen Eigenschaften können jedoch auch abwechseln mit einer Diarrhoe. Eine Vielzahl an Störungen der Befindlichkeit können auf den Einsatz von trizyklischen Antidepressiva zurückzuführen sein. Ohne sie in aller Umfänglichkeit alle aufführen zu können, sind alle unter dem Einsatz der Medikation berichteten Beschwerden auf ihren Zusammenhang zu überprüfen, ein "Das kann eigentlich nicht sein" ist nicht nur in diesem Zusammenhang, wie eigentlich auch allgemein selten, im therapeutischen Kontakt nicht angebracht.

7.7.2. Gangstörung und Sturzgefahr - nicht nur die Folge des Alters!

Aufgrund einer peripher-vaskulären alpha-1-Blockade kommt es schon bei internistisch Gesunden zu einer orthostatischen Hypotonie bei ca. 5-8 % der mit trizyklischen Antidepressiva behandelten Patienten. Bei Patienten mit einer Herzinsuffizienz soll dies bei bis zu 50 % der Patienten der Fall sein.

Insbesondere ältere Menschen sind von dieser in ihren Auswirkungen gravierendsten Nebenwirkung betroffen. Da Gangstörungen im höheren Lebensalter ein infolge der demographischen Entwicklung immer größeres Problem mit beeinträchtigter Mobilität darstellen, kann die zusätzliche Gabe eines trizyklischen Antidepressivums zu einer hohen Inzidenz von Sturzereignissen mit entsprechenden, meist prognostisch ungünstigen Frakturen führen, vor allem des Oberschenkelhalses. Gangstörungen im Senium werden in der differentialdiagnostischen Beurteilung zumeist etwas stiefmütterlich behandelt, obgleich ihnen in Verbindung mit einer erhöhten Osteoporoseinzidenz eine erhebliche, auch ökonomische Bedeutung zukommt. Ein meist sehr komplexes Gefüge ätiopathogenetisch bedeutsamer Faktoren führt zu verminderter Gangsicherheit und Verlangsamung des Schrittbildes. Da die Patienten ihre subjektiv wahrgenommene Unsicherheit aufgrund des schleichenden Prozesses nur sehr ungenügend einordnen können, führt sehr häufig die anamnestische Angabe eines Schwindelgefühls (diffus) oder einer Taumeligkeit zu umfangreicher kardiologischer und HNO-ärztlicher Diagnostik. Die entscheidenden Differentialdiagnosen einer Polyneuropathie, ggf. mit begleitender Hinterstrangstörung (B 12-Hypovitaminose sehr häufig im höheren Lebensalter), eines dysexekutiven Syndroms infolge einer Frontalhirnschädigung im Rahmen einer vaskulären Encephalopathie, Parkinsonzeichen, visuelle Störungen sowie schmerzhafte Bewegungseinschränkungen infolge degenerativer Veränderungen des muskuloskelettalen Systems werden meist zu spät oder überhaupt nicht in Betracht gezogen mit der Folge einer ungenügenden Behandlung und einer konsekutiven Immobilität mit erheblichen persönlichen und ökonomischen

Konsequenzen. Auch die leider immer wieder auch von neurologischer Seite gestellte Diagnose einer "cerebralen Insuffizienz" führt zu keiner Lösung des in Zukunft immer dringlicher werdenden Problems. Die Verordnung eines trizyklischen Antidepressivums wird in seinen Auswirkungen in diesem Kontext fatalerweise unterschätzt und führt über die durch eine periphere alpha-1-Blockade induzierte orthostatische Hypotonie zu einer Häufung an Komplikationen infolge von Sturzereignissen im Senium.

7.7.3. Was hat die Akkomodationsstörung mit der Harnentleerungsstörung zu tun?

Muskarinische Acetylcholinrezeptoren sind in unserem Organismus weit verbreitet, so daß insbesondere im höheren Lebensalter bei Engwinkelglaukom die ophthalmologischen Komplikationen gravierend sein können und dies deshalb eine Kontraindikation darstellt. Die Relaxation des Musculus detrusor vesicae durch die trizyklischen Antidepressiva kann zum Harnverhalt führen, insbesondere Patienten mit einer Prostatahypertrophie, aber auch Patienten mit einer diabetischen Polyneuropathie sind gefährdet.

7.7.4. Verwirrt und Schmerzen - ein unumgängliches Phänomen im Alter?

Wie wir alle mittlerweile aus der Alzheimer-Forschung wissen, ist ein zentrales cholinerges Defizit einer der Hauptgründe für die mit der Erkrankung einhergehenden kognitiven Einschränkungen. Entsprechende Medikamente, mit denen man das cholinerge Defizit durch eine Erhöhung des Transmitterangebotes auszugleichen versucht, stehen mittlerweile zur Verfügung und haben Eingang gefunden in unser therapeutisches Repertoire dementieller Störungen. Es ist leicht vorstellbar, daß eine zentral anticholinerg wirkende Substanz, wie z.B. ein trizyklisches Antidepressivum den kognitiven Status eines in seiner Hirnleistungsfähigkeit vorgeschädigten Patienten verschlechtert. Z.T noch kognitiv recht gut kompensierte Patienten können über einen zusätzlichen anticholinergen zentralen Input in einen Verwirrtheitszustand münden, der die Anwendung trizyklischer Antidepressiva in dieser Patientenpopulation limitiert. Ein solches nicht unbedingt erwartetes pharmakogenes Delir kann den betroffenen Patienten sehr schnell in eine eigengefährdende Situation bringen, die der sofortigen stationär-psychiatrischen Behandlung bedarf, zumeist unter geschlossenen Bedingungen. In der Schmerztherapie älterer Patienten sind die pharmakogenen Verwirrtheitszustände durch Antidepressiva aber sehr häufig sowie durch Opiate induzierte beachtenswerte Symptome, über die man schon vor Beginn einer entsprechenden Therapie insbesondere auch mit den Angehörigen sprechen muß.

Die Tatsache, daß ältere Patienten ihre Befindlichkeit ähnlich wie Kinder nur über körperliche Symptomdarstellungen artikulieren können, muß immer in die differentialdiagnostischen Überlegungen einbezogen werden, so klagen ältere Menschen über "Schwindel" oder Schmerzen, meinen aber ihren depressiven affektiven Zustand. Deshalb sollten Opiate immer sehr zurückhaltend im höheren Lebensalter eingesetzt werden, bei einer manifesten Depression moderneren Antidepressiva der Vorzug vor trizyklischen Antidepressiva gegeben werden.

Auch das schlagartige Absetzen langfristig gegebener Antidepressiva kann entgegen der weitverbreiteten Ansicht fehlender Gewöhnungseffekte zu Verwirrtheitszuständen mit vegetativen Begleitsymptomen führen, oder diese vegetativen Symptome können für sich alleine im Vordergrund stehen (Unruhe, Schweißausbrüche, Nausea, Erbrechen, Schlafstörungen). Daher sollten Antidepressiva immer ausschleichend abgesetzt werden.

7.7.5. Gewichtszunahme - nicht nur ein Thema für jüngere Damen

Neben einer möglichen Störung der Glukosetoleranz mit konsekutiven Hypoglykämien (Heißhunger!) ist die antihistaminerge Wirkkomponente trizyklischer Antidepressiva am ehesten verantwortlich für die Gewichtszunahme unter Einnahme dieser Substanzen, die eindeutig auf eine vermehrte Nahrungsaufnahme infolge pharmakogen induzierter Appetitsteigerung zurückzuführen ist. Diese Nebenwirkung ist ein Muß in der Patientenaufklärung vor Einsatz von Antidepressiva mit antihistaminergem Potential, da sich hieraus erhebliche Störungen der Befindlichkeit ergeben können, und dies nicht nur bei jüngeren Damen.

7.7.6. Kardiovaskuläres Risiko und Antidepressiva

Umfangreiche epidemiologische Studien zeigen in großer Einhelligkeit, daß depressive Syndrome prospektiv mit einem erhöhten kardiovaskulären Risiko vergesellschaftet sind. Als gesicherte Faktoren dieser Wechselbeziehung sind Änderungen des Gesundheitsverhaltens sowie eine Dysbalance des sympathikoadrenalen-vagalen Systems bei depressiven Patienten anzunehmen (siehe Deuschle et al. 2002).

Die eine Depression potentiell begleitende Hyperkortisolämie sowie die sich hieraus ergebenden Folgen (Metabolisches Syndrom, viszerale Adipositas, Insulinresistenz, gestörte Thrombozyten- sowie Endothelfunktion) sind weitere das kardiovaskuläre Risikoprofil erhöhende Faktoren. Von besonderer Bedeutung ist in diesem Zusammenhang die erhöhte Inzidenz depressiver Syndrome nach Herzinfarkt. Eine konsequente antidepressive Pharmakotherapie in der Postmyokardphase läßt sich hieraus hypothetisch ableiten, entsprechende kontrollierte Interventionsstudien fehlen jedoch bislang. Unter der Vorstellung und der Konzeptualisierung, daß es sich bei der Depression um eine chronische Streßerkrankung handelt, können möglicherweise streßresponsive Systeme eine pathophysiologische Bedeutung für das erhöhte kardiovaskuläre Risiko depressiver Patienten haben.

Cohen und Kollegen (2000) weisen in einer Übersichtsarbeit darauf hin, daß sich eine positive Korrelation eines erhöhten Risikos einen Herzinfarkt zu erleiden und der Einnahme trizyklischer Antidepressiva ergibt, diese Korrelation sich jedoch aus den vorliegenden Studien für Serotonin-Wiederaufnahmehemmer nicht ableiten läßt. Auf die Kardiotoxizität trizyklischer Antidepressiva wurde im Zusammenhang mit dem Auftreten von Herzrhythmusstörungen bereits hingewiesen.

7.7.7. Was tun, wo sind die Alternativen?

Ein gut belegtes und etabliertes Prinzip in der medikamentösen Schmerztherapie, wie die Gabe von trizyklischen Antidepressiva, ergibt offensichtlich erhebliche Probleme in der praktischen therapeutischen Umsetzung, und dies nicht nur beim älteren Patienten. Somit sind es nicht nur sehr viele zumeist nicht zutreffende Vorurteile, die man dieser

Substanzgruppe von allen Beteiligten entgegenbringt, sondern durch das dargestellte erhebliche Nebenwirkungsprofil kompliziert sich die Einsatzfähigkeit dieser Substanzen. Deshalb ist es von großem klinischem Interesse, welche Möglichkeiten sich durch den Einsatz nichttrizyklischer moderner Antidepressiva ergeben. Mit der Einführung der ersten selektiven Serotonin-Wiederaufnahmehemmer ergaben sich somit auch im Hinblick auf eine Verwendung in der Schmerztherapie erhebliche Erwartungen an die bessere Verträglichkeit und gegebenenfalls auch Wirksamkeit. Tetrazyklische Antidepressiva, die irreversiblen und die reversiblen MAO-Hemmer werden bewußt nicht detaillierter in diesem Zusammenhang abgehandelt, da ihnen keine weitere wesentliche Relevanz zukommt.

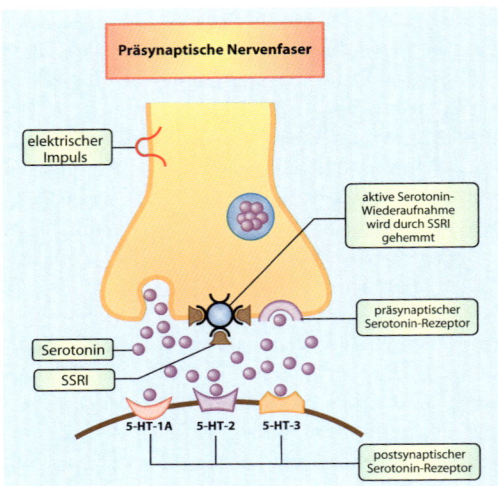

Abb. 7.1: Wirkmechanismus der SSRI (aus Reinbold 1998).

7.8. Selektive Serotonin-Wiederaufnahmehemmer (SSRI)

1991 wurden Fluoxetin und Fluvoxamin als selektive Serotonin-Wiederaufnahmehemmer in den Antidepressiva-Markt eingeführt, es folgten 1992 Paroxetin und 1996 Citalopram, 1997 Sertralin. Man versprach sich davon eine effektivere und vor allem nebenwirkungsärmere Therapie depressiver Syndrome.

7.8.1. Wirkmechanismus

Selektive Serotonin-Wiederaufnahmehemmer (SSRI) hemmen spezifisch die Serotonin-Wiederaufnahme in das präsynaptische Neuron durch Blockade eines membranständigen aktiven Transportsystems. Somit wird die physiologische Inaktivierung und Entfernung von Serotonin aus dem synaptischen Spalt durch SSRI verhindert und eine größere Transmittermenge verbleibt im synaptischen Spalt, um postsynaptisch wirksam werden zu können. "Spezifisch" bedeutet, daß es sich bei den SSRI nicht um "dirty drugs", wie den trizyklischen Antidepressiva, mit Wirkung auf viele verschiedene Transmittersystem handelt, sondern relativ spezifisch nur das serotonerge System beeinflußt wird. Die Nebenwirkungsrate, vor allem aus anticholinergen und antihistaminergen, aber auch adrenolytischen Rezeptorinteraktionen, wie wir sie von den trizyklischen Antidepressiva her kennen, entfallen weitgehend.

7.8.2. Nebenwirkungsspektrum der SSRI

Das Nebenwirkungsspektrum der SSRI läßt sich aus ihrer postsynaptischen serotonergen Rezeptoraktivität ableiten. Die für die antidepressiven Wirkeigenschaften offensichtlich entscheidende Rezeptorinteraktion besteht in einer agonistischen 5-HT-1A-Stimulation. Das serotonerge ZNS-System nimmt vornehmlich seinen anatomischen Ausgang von den in der Formatio reticularis lokalisierten Raphekernen im Hirnstamm. Hiervon ausgehend läßt sich ein anatomisch weitreichendes Projektionsareal dieser serotonergen Neurone beschreiben. Im Sinne eines "gigantischen Bewässerungssystems" finden sich ausgedehnte Projektionen insbesondere in den frontalen Kortex, das limbische System aber auch in anatomische Kerngebiete, die der Steuerung der extrapyramidalen Motorik dienen. Durch SSRI wird die serotonerge Aktivität in diesen Bereichen des ZNS erhöht einschließlich der insbesondere im Zusammenhang mit der deszendierenden Schmerzhemmung wichtigen spinalen Bahnen.

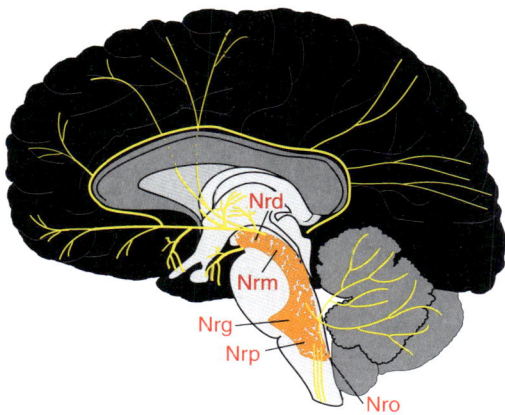

Abb. 7.2: Das zentrale serotonerge System des menschlichen Gehirns. Die in den Raphe-Kernen des Mittelhirns lokalisierten serotonergen Neurone innervieren mit ihrem enorm langen, vielfach verzweigten Axonen praktisch alle Bereiche des ZNS.
Nrd = Nc. raphes dorsalis, Nrm = Nc. raphes medialis, Nrg = Nc. raphes magnus, Nrp = Nc. raphes paalidus, Nro = Nc. raphes obscurus. (Nach Hüther und Rüther 2000.)

Die von den SSRI ausgehenden Nebenwirkungen hängen mit ihrer Aktivität an weiteren postsynaptischen Serotonin (5-HT)-Rezeptoren zusammen. Ohne im Detail auf die vielfältigen Effekte der in der Abb. 7.3 aufgeführten Serotoninrezeptoren eingehen zu wollen, sind jedoch Grundkenntnisse über ihre Funktion für das Verständnis der SSRI-Wirkungen von Bedeutung. Neben antidepressiven Eigenschaften im weitesten Sinne, die man einer vermehrten Aktivierung der 5-HT-1A-Rezeptoren zuschreibt, haben diese auch eine Bedeutung:

- in der Kopplung zirkadianer Rhythmen und neurosekretorischer Aktivität,

- für die Steuerung der Körpertemperatur,

- für die Nahrungsaufnahme,

- für das Sexualverhalten,

- bezüglich Angstzuständen.

Klinisch wird den 5-HT-1A-Rezeptoren deshalb neben der Depression auch eine besondere Rolle in der Therapie von Angststörungen und der Bulimie zugesprochen (siehe auch Rüther und Hüther, 2000).

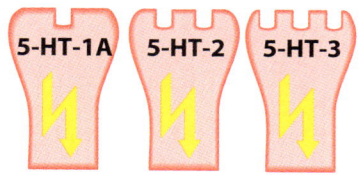

postsynaptische serotonerge Rezeptoren

Abb 7.3: Postsynaptische serotonerge Rezeptorstimulation durch SSRI.

7.8.3. 5-HT-2-Rezeptoren

Die Aktivierung der 5-HT-2-Rezeptoren über ein SSRI-induziertes postsynaptisches Mehrangebot an Serotonin führt nun zu unerwünschten Wirkungen z.B. in der Depressionstherapie.

Insbesondere sich aus dem Einsatz von SSRI ergebende Unruhezustände, Agitation und Schlaflosigkeit führt man auf eine erhöhte Aktivierung dieser Rezeptorpopulation zurück, ohne jetzt im Detail auf die noch vorhandenen weiteren 5-HT-2-Subtypen eingehen zu wollen. Die den therapeutischen Einsatz limitierende Nebenwirkung sexueller Dysfunktion durch Libidoabnahme und Erektionsstörungen sind gleichfalls auf eine Stimulation dieses Rezeptorsubtyps zurückzuführen.

In der klinischen Bedeutung sind Schlafstörungen und auch Suchterkrankungen in diesem Kontext von besonderer Bedeutung. Auf die besondere Rolle in der Schmerzverarbeitung wird in einem eigenen Kapitel (siehe Kap. 8.) eingegangen.

7.8.4. 5-HT-3-Rezeptoren

Spezifische 5-HT-3-Antagonisten sind als die derzeit wirksamsten Antiemetika im Handel (Ondansetron). Somit läßt sich ableiten, daß ein agonistischer Effekt an den 5-HT-3-Rezeptoren zu Erbrechen und Übelkeit führen kann, eine weitere unangenehme Eigenschaft der SSRI im therapeutischen Einsatz. Auch Kopfschmerzen können eine Folge der Aktivierung und damit eine Nebenwirkung der SSRI sein.

Somit wird aus dem Wirkungsprofil der SSRI deutlich, daß es sich um aktivierende Substanzen handelt, denen eine sedierende Komponente fehlt. Dies ist auch durch die fehlenden anticholinergen und vor allem antihistaminergen Wirkungen bedingt. Die gehemmt-ängstliche Depression scheint bei im Vordergrund stehender Antriebsstörung am meisten von den SSRI zu profitieren. Bei einer agitierten Depression fehlt eine sedierende Komponente dieser Substanzen, so daß hier häufig auch vorübergehend mit einem Benzodiazepin kombiniert wird. Doch wie steht es mit der Verwendbarkeit der SSRI in der Schmerztherapie? Denn das Nebenwirkungsspektrum ist doch in der Summe durchaus als sehr viel günstiger als das der trizyklischen Antidepressiva anzusehen.

7.8.5. SSRI in der Schmerztherapie

Hinsichtlich des Einsatzes von SSRI in der Therapie chronischer Schmerzsyndrome läßt sich grundsätzlich über alle Indikationen hinweg feststellen, daß sie in der Reduktion der Schmerzstärke den trizyklischen Antidepressiva unterlegen sind (Ansari 2000, Watson 2000). Dies gilt auch für die Migräneprophylaxe und den chronischen Spannungskopfschmerz (Diener et al. 2003) Bei zugleich bestehender Depression läßt sich ein die Schmerzsymptomatik günstig beeinflussender Effekt feststellen.

Das diesbezüglich am besten untersuchte Präparat, Fluoxetin, zeigt enttäuschende Resultate. Ob sich überhaupt eine spezifisch analgetische Wirkung der Serotonin-Wiederaufnahmehemmer postulieren läßt, wie dies für die trizyklischen Antidepressiva gilt, ist mehr als zweifelhaft.

Exemplarisch sei eine Übersichtsarbeit von Sindrup und Jensen (2000) angeführt, in der aus mehreren kontrollierten Studien eine NNT (numbers needed to treat) für verschiedene Substanzen in der Indikation "neuropathischer Schmerz am Beispiel der Polyneuropathie" erarbeitet wird. Damit wird die Anzahl an Patienten bezeichnet, die behandelt werden müssen, damit ein einziger Patient eine Schmerzreduktion um mehr als 50 % erreicht. Für die untersuchten trizyklischen Antidepressiva ergibt sich eine NNT von 2,6. Dies bedeutet, daß 2,6 Patienten im statistischen Mittel mit trizyklischen Antidepressiva behandelt werden müssen, damit ein Patient entsprechend der Vorgabe davon profitiert. Dies ist ein recht beeindruckender Wert, muß man doch bedenken, daß es sich um eine Behandlung in Monotherapie handelt und synergistische mögliche weitere Therapieeffekte durch die Kombination mit zusätzlichen Substanzen (z.B. Antikonvulsiva) nicht berücksichtigt sind. Deshalb halten die beiden Autoren trizyklische Antidepressiva für die Mittel der ersten Wahl in dieser

Indikation (Polyneuropathie), noch vor Carbamazepin, Gabapentin und Tramadol.

Selektive Serotonin-Wiederaufnahmehemmer lagen weit abgeschlagen bei einem Wert von 6,7 und sind damit in dieser Indikation bedeutungslos, da von geringem therapeutischem Nutzen.

Auch in anderen chronischen Schmerzindikationen (unspezifischer lumbaler Rückenschmerz, Fibromyalgie, Gesichtsschmerz, siehe Übersicht bei Fishbain 2000) läßt sich dieser Effekt sehen und eine fehlende Wirksamkeit der SSRI ableiten, vorausgesetzt, es besteht keine den Schmerz begleitende Depression von Relevanz.

7.9. Selektive Noradrenalin-Wiederaufnahmehemmer (NARI)

Reboxetin (Edronax, Solvex)

Bei den neuen Antidepressiva zählt allein Reboxetin zu dieser Substanzklasse, welches seit 1998 zugelassen ist. Durch die Hemmung der NA-Wiederaufnahme am synaptischen Spalt eines noradrenergen Neurons präsynaptisch ist die Wiederaufnahme in das präsynaptische Neuron nicht mehr möglich und das Noradrenalinangebot im synaptischen Spalt erhöht. In Analogie zu den Serotonin-Wiederaufnahmehemmern ist eine erhöhte postsynaptische noradrenerge Aktivität die Folge.

Hieraus ergeben sich auch die Nebenwirkungen. Neben einer Verstärkung der Effekte von Sympathomimetika können Tachykardie, Blutdruckveränderungen, Unruhe, Tremor, Erektions- und Ejakulationsstörugen auftreten. Auch vermehrtes Schwitzen sowie Mundtrockenheit und Miktonsstörungen sind möglich. Bei Reboxetin handelt es sich um eine sehr spezifisch auf das noradrenerge System wirkende Substanz, andere Rezeptorsysteme werden von Reboxetin nicht relevant beeinflußt.

Zur Verwendung in der Schmerztherapie ergeben sich Hinweise aus theoretischen Überlegungen (Pedersen et al. 2005), aber auch in der Untersuchung von Pedersen am Rattenmodell zu neuropathischen Schmerzen ergibt sich eine Überlegenheit der untersuchten dual serotonergen/noradrenergen Substanz Venlafaxin. Aussagekräftige klinische Studien liegen jedoch nicht vor.

7.10. Selektive Serotonin- und Noradrenalin- Wiederaufnahmehemmer (SSNRI)

7.10.1. Venlafaxin (Trevilor)

Auch Venlafaxin hat eine duale Transmitterwirksamkeit und hemmt wie die trizyklischen Antidepressiva die Wiederaufnahme beider Neurotransmitter im ZNS, Serotonin und Noradrenalin. In niedriger Dosierung (z.B. 75 mg) hat Venlafaxin eine starke Präferenz für das serotonerge System, vergleichbar den SSRI, jedoch in höherer Dosierung wird auch die Noradrenalin-Wiederaufnahme gehemmt.

Venlafaxin ist auch für die Therapie der generalisierten Angststörung zugelassen und zählt gemeinsam mit Duloxetin und Mirtazapin zu den wirksamsten Antidepressiva.

Somit ist auch Venlafaxin aufgrund des dualen serotonerg/noradrenergen Angriffspunktes durchaus als auch in der Schmerztherapie wirksames Antidepressivum vorstellbar. Verschiedene experimentelle Arbeiten und Kasuistiken stützen diese Annahme. Kontrollierte Studien liegen diesbezüglich jedoch nicht vor.

Bei Venlafaxin dominieren die von den SSRI bekannten Nebenwirkungen, wie Übelkeit, Schlafstörungen, Unruhezustände. Es hat keine anticholinergen Nebenwirkungen, auch keine sedierenden Eigenschaften aufgrund einer fehlenden anti-

histaminergen Komponente. Eine i.v.-Verfügbarkeit besteht nicht (Engaard 2001, Sumpton 2001).

Venlafaxin reiht sich ein in die Reihe der dual serotonergen/noradrenergen Antidepressiva, denen aufgrund theoretischer Überlegungen (Coluzzi et al. 2005, Barkin et al. 2005, Grothe et al. 2004) eine Wertigkeit z.B. in der Therapie neuropathischer Schmerzen, aber auch der Fibromyalgie zugesprochen wird. Im Tiermodell läßt sich für Venlafaxin eine antinoziceptive Wirkung auf die thermische Hyperalgesie als Modell eines neuropathischen Schmerzsyndroms nachweisen, hierin läßt sich eine Überlegenheit gegenüber Substanzen mit einer solitären Wiederaufnahmehemmung feststellen, z.B Fluoxetin als SSRI und Reboxetin als SNRI (Pedersen et al. 2005), weitere positive experimentelle Befunde liegen vor (Hernandez et al. 2004, Marchand et al. 2003).

In einer klinischen Studie (Yucel et al. 2005) lassen sich bei Patienten mit neuropathischen Schmerzen (n=60) hinsichtlich pin-prick-Hyperalgesie und Allodynie signifikante Verbesserungen sowohl unter einer Dosierung mit 75 mg als auch 150 mg/die erzielen. Auch in der Darstellung der Visuellen Analogskala (VAS) ließ sich ein signifikanter Effekt gegenüber Placebo unter beiden Dosierungen erzielen.

Durant et al. (2005) setzten Venlafaxin bei Patienten mit Oxaliplatin-induzierter Polyneuropathie ein, hierdurch ließ sich eine Schmerzminderung

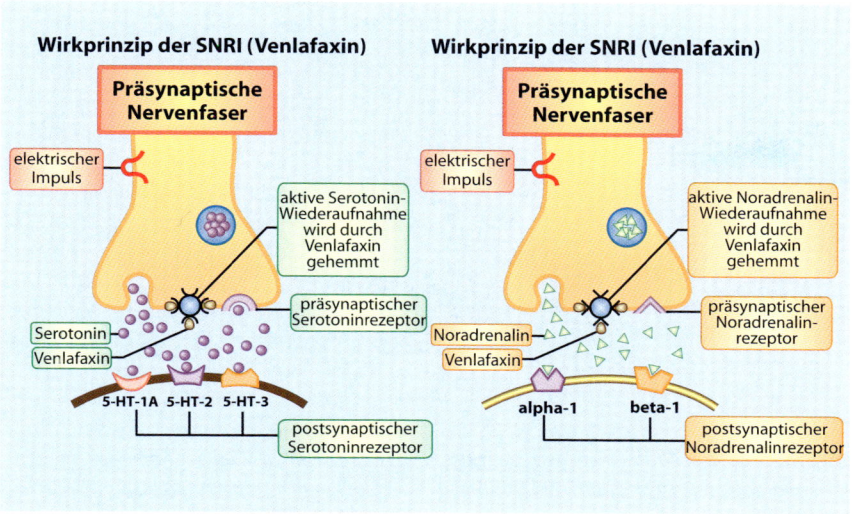

Abb. 7.4: Wirkprinzip der SSNRI (aus Reinbold 2001).

kasuistisch belegen, in der selben Untersuchung wurden auch günstige Einflüsse des neueren Antikonvulsivums Topiramat beschrieben.

■ Venlafaxin in der Therapie der diabetischen Polyneuropathie

Sindrup et al. (2003) konnten die gute antinozizeptive Wirksamkeit in einer kontrollierten Studie gegen Placebo und Imipramin bei Patienten mit chronischer Polyneuropathie (Diabetes und andere Ursachen) bestätigen. Imipramin und Venlafaxin zeigten sich im Verlauf über 4 Wochen als gleich gut wirksam, Venlafaxin jedoch in einer erwartet hohen Dosierung von 225 mg.

In einer großen doppelt verblindeten randomisierten und placebokontrollierten Multicenter-Studie untersuchen Rowbotham et al. (2005) an 244 Patienten mit einer diabetischen Polyneuropathie den therapeutischen Effekt von Venlafaxin auf die Schmerzintensität, gemessen über VAS (Visuelle Analogskala) sowie sekundäre Rating-Skalen. Nach einer Behandlungsdauer über 6 Wochen ließ sich eine zu fordernde Schmerzreduktion um mehr als 50 % in folgender prozentualer Verteilung nachweisen: Placebo (27 %), Venlafaxin 75 mg/die (32 %), Venlafaxin 150-225 mg/die (50 %). In der Hochdosis-Therapiegruppe ließ sich eine Signifikanz gegenüber Placebo darstellen ($p<0,001$). Die sich hieraus errechnende Anzahl der zu therapierenden Patienten, um bei einem Patienten eine mehr als 50 %-ige Schmerzreduktion zu erreichen, liegt somit bei 4,5 (NNT = number needed to treat).

Somit läßt sich in dieser recht aussagekräftigen Studie ein Effekt auf neuropathischen Schmerz bei betroffenen Diabetespatienten nachweisen, Venlafaxin liegt damit auf einer Ebene mit Gabapentin, wenn man die NNT als Vergleichswert heranzieht. Dieser Wert bezieht sich jedoch auf einen Dosisbereich bis 225 mg Venlafaxin täglich. Dies entspricht auch dem Rezeptoraffinitätsprofil von Venlafaxin, da sich erst im höheren Dosisbereich eine stärkere noradrenerge Wiederaufnahmehemmung in Ergänzung der schon bestehenden serotonergen Wiederaufnahmehemmung erzielen läßt.

Die verabreichte retardierte Formulierung von Venlafaxin erwies sich als gut verträglich, Übelkeit und Müdigkeit waren die häufigsten unerwünschten Wirkungen.

Eine Zulassung für Venlafaxin in der Therapie der diabetischen Neuropathie besteht nicht, ein Einsatz in dieser Indikation ist somit an eine affektive Komorbidität geknüpft oder erfolgt "off label".

■ Venlafaxin in der Therapie anderer chronischer Schmerzsyndrome

In der Migräneprophylaxe wurde Venlafaxin in Dosierungen von 75 und 150 mg/die gegenüber Placebo eingesetzt. Die Häufigkeit, die Schwere und die Dauer der Kopfschmerzattacken wurden untersucht. Diesbezüglich wurde in beiden Therapiegruppen ein signifikanter Effekt gesehen, der in der Behandlungsgruppe mit der höheren Dosierung tendenziell stärker ausgeprägt war.

In mehreren Untersuchungen wurde Venlafaxin z.T. in offenem Studiendesign und kasuistisch mit Erfolg bei der Fibromyalgie eingesetzt. Sayar et al. (2003) zeigten an einer kleinen Patientenzahl (n=15) einen therapeutischen Effekt mit einer Dosierung von 75 mg/die. Der therapeutische Einfluß war unabhängig von einer begleitenden affektiven Störung, welche gleichfalls miterfaßt wurden. In dieser Indikation sind sicherlich an einem größeren Patientenkollektiv und in einer höheren Dosierung positive Ergebnisse zu erwarten, die allerdings noch entsprechend validiert werden müssen.

Eine Studie in der Indikation "atypischer Gesichtsschmerz" (Forssell et al. 2004) ergab gleichfalls einen schmerzlindernden Effekt, wenn auch in moderater Ausprägung.

7.10.2. Duloxetin (Cymbalta)

Bei Duloxetin handelt es sich um ein neues modernes, seit 2004 in Deutschland zugelassenes Antidepressivum, dessen Wirkmechanismus in der spezifischen Wiederaufnahmehemmung sowohl von Serotonin als auch Noradrenalin besteht (SSNRI). In klinischen Studien konnte eine sehr gute antidepressive Wirksamkeit von Duloxetin nachgewiesen werden (z.B. Detke et al. 2002). Dabei konnte gezeigt werden, daß Duloxetin nicht nur die klassischen psychischen Symptome der Depression signifikant gegenüber Placebo reduziert, sondern nachweislich auch auf die körperlichen Beschwerden, insbesondere Schmerzen im Rahmen der Depression, wirkt. Duloxetin ist im Vergleich zu Venlafaxin sowohl in vivo als auch in vitro ein potenterer Wiederaufnahmehemmer für Serotonin und Noradrenalin und verfügt im Vergleich zu Venla-

faxin über eine ausgeglichenere Wiederaufnahmehemmung, denn Duloxetin beeinflußt beide Neu-
rotransmittersysteme gleichmäßig von Therpiebe-
ginn an (Karpa et al. 2002).

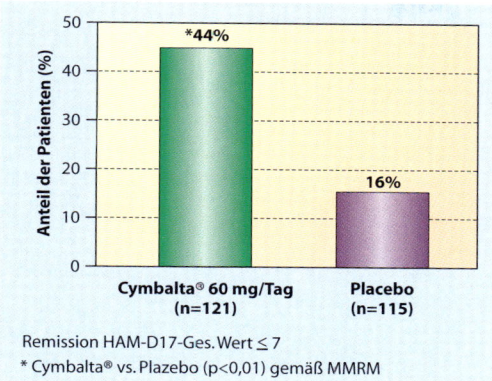

Abb. 7.5: Remissionsraten unter Duloxetin (Cymbal-
ta®) (nach Detke et al. 2002).

Daß Antidepressiva eine sehr gute Wirksamkeit
auf emotionale Symptome zeigen, ist eine akzep-
tierte Erkenntnis. Die Hypothese, daß ein guter
therapeutischer Effekt auf die mit der Depression
einhergehenden Symptome, wie z.B. Schmerz oder
andere körperliche Symptome, ein guter Prädiktor
für eine Remission sein könnte, zeigt die Arbeit
von Fava et al. (2004). Das gute Ansprechen der
Schmerzsymptomatik auf Duloxetin (siehe Abb.
7.6) geht einher mit höheren Remissionsraten (siehe Abb. 7.5).

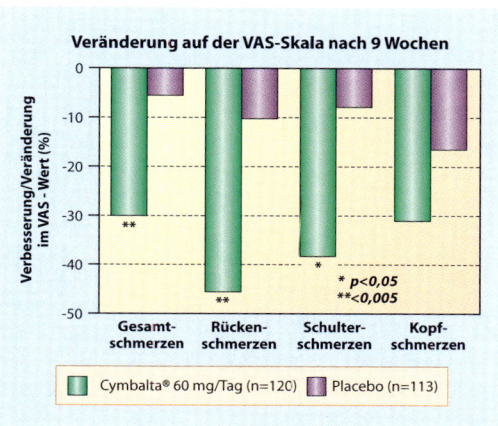

Abb. 7.6: Linderung schmerzhafter Symptome unter
Duloxetin (Cymbalta®) im Vergleich zu Plazebo (nach
Fava et al. 2004).

Unter Duloxetin 60 mg/die zeigte sich bereits nach
der zweiten Behandlungswoche eine gegenüber
Placebo signifikant stärkere Reduktion der depressiven Symptomatik (p<0,001 vs. Placebo) (siehe
Detke et al. 2002). Begleitend nahm der Gesamt-
schmerz der Patienten auf einer visuellen Analogskala (VAS) ebenfalls ab der zweiten Therapiewo-
che statistisch signifikant ab (p<0,05). Bei Rückenschmerzen stellte sich dieser Effekt bereits nach der
ersten Behandlungswoche ein. Die Schmerzreduktion hielt über die Gesamtdauer der Studie an.

Vielfach wird vermutet, daß eine Verbesserung der
körperlichen Beschwerden gewissermaßen das Resultat einer Linderung der psychischen Beschwerden der Depression darstellt. Pfadanalysen über
die Wirksamkeit von Duloxetin auf körperliche
Beschwerden zeigen jedoch, daß die Verbesserung
der körperlichen Beschwerden, insbesondere der
Schmerzen im Rahmen der Depression, unter der
Behandlung mit Duloxetin zu mehr als 50 % unabhängig ist von der Reduktion der psychischen
Symptome (Fava et al. 2004). Auch die Zulassung
von Duloxetin (Cymbalta®) zur Behandlung von
Schmerzen bei diabetischer Neuropathie bestätigt
den direkten Effekt von Duloxetin auf den
Schmerz.

In einer Auswertung der gepoolten Daten von
sechs randomisierten placebokontrollierten Studien (Thase et al. 2003) mit insgesamt 1656 Patienten mit einer Major Depression wurde Duloxetin
in einer Dosierung bis zu 120 mg/die mit Placebo
und SSRI verglichen. Eine Subgruppenanalyse
zeigte insbesondere bei Patienten mit einem
HAMD$_{17}$ > 18 signifikant höhere Remissionsraten
für Duloxetin im Vergleich zu SSRI und Placebo.

Die vorhandenen Studien weisen darauf hin, daß
Duloxetin bis zu einer Tagesdosis von 120 mg/die
gut vertragen wird.

Von Barkin (2005) wird auf die gute Wirksamkeit
von dual-serotonergen "modernen" Antidepressiva in der Therapie somatischer Schmerzen verwiesen und auf die erheblichen Kosten, die durch den
Einsatz dieser Substanzen in der speziellen
Schmerztherapie eingespart werden könnten.

Aufgrund der vielfältigen unabhängig von einer
depressiven Erkrankung existierenden bekannten
antinozizeptiven Mechanismen von Antidepressiva bestand im Hinblick auf die vielfältigen positiven Kasuistiken und Erfahrungsberichte über

neuere Antidepressiva in der Schmerztherapie die Notwendigkeit, entsprechende kontrollierte Studien aufzulegen. Die theoretische Grundlegung antinoziceptiver Eigenschaften von Duloxetin wurden grundlegend dargelegt (Bomholt et al. 2005, Jones et al. 2005).

Insbesondere die am Hinterhornneuron über eine balancierte dual noradrenerg/serotonerge Inhibition mögliche Verminderung der "Schmerzschwelle" einströmender noziceptiver Impulse scheint hauptverantwortlich für die gute Analgesie von Antidepressiva zu sein (siehe Kap. 8.). Ein positiver Einfluß auf die Neuroplastizität durch Verstärkung inhibitorischer Einflüsse am Beispiel eines chronischen Schmerzprozesses wird diskutiert (Delgado 2004). Auf gemeinsame pathogenetische Verbindungen von Depression und Schmerz im evolutionsbiologischen Kontext wurde bereits hingewiesen (siehe Kap. 3.).

■ Duloxetin in der Therapie der diabetischen Neuropathie

Seit Juli 2005 ist Duloxetin (Cymbalta) in der Therapie der schmerzhaften diabetischen Neuropathie über die europäische Zulassungsbehörde (EMEA) zugelassen. In einer zwölfwöchigen randomisierten doppelblinden Multicenterstudie wurde die Wirksamkeit von Duloxetin an 457 Patienten mit einem Diabetes mellitus Typ I oder II und Symptomen neuropathischer Schmerzen im Rahmen einer distal-symmetrischen Polyneuropathie untersucht. Die Symptomausprägung wurde über das Michigan Neuropathy Screening Instrument dokumentiert. In der vierarmigen Studie wurden 20 mg bzw. 60 mg Duloxetin in einer jeweiligen Einmalgabe oder 120 mg auf zwei Tagesgaben verteilt gegenüber Placebo untersucht.

Schon 1 Woche nach Beginn der Randomisierung zeigten die 60 mg/die- sowie die 120 mg/die-Gruppen einen signifikanten Therapieeffekt, der über die gesamte 12-wöchige Studiendauer anhielt. Duloxetin wurde sehr gut vertragen, sowohl das 60 mg/die- als auch das 120 mg/die-Regime sind als signifikant wirksam in der Therapie der schmerzhaften diabetischen Neuropathie belegt (Goldstein et al. 2005, Raskin et al. 2005).

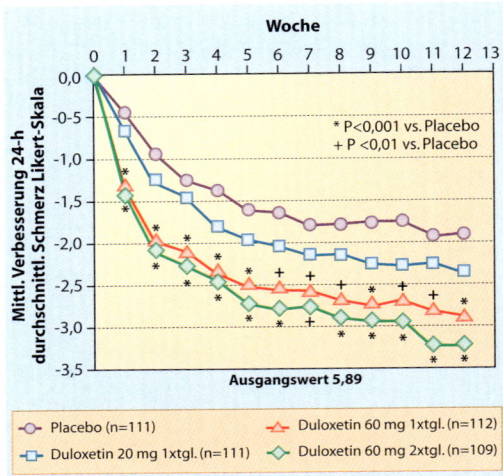

Abb. 7.7: Schmerzreduktion unter Duloxetin (Cymbalta®) bei Patienten mit Schmerzen bei diabetischer Neuropathie (Goldstein et al. 2005).

Die Medikation wurde in allen Dosisbereichen gut toleriert. Zum pragmatischen Einsatz von Duloxetin (Cymbalta) empfiehlt sich, mit einer Einmalgabe von 30 mg zu beginnen (maximal für 1 Woche), um die häufigste unerwünschte Nebenwirkung, Übelkeit, zu vermeiden und den Patienten an die Medikation heranzuführen.

Insbesondere gegenüber den in der Therapie chronischer Schmerzen zugelassenen trizyklischen Antidepressiva eröffnet sich nun mit der Zulassung von Duloxetin in der Therapie neuropathischer Schmerzen eine wesentliche Erweiterung unseres therapeutischen Spektrums, da es sich um das erste "moderne" und damit im Vergleich zu den trizyklischen Antidepressiva deutlich nebenwirkungsärmere Antidepressivum handelt. Gerade in dem Patientenkollektiv der Diabetiker ergaben sich vielfältige Kontraindikationen gegenüber den klassischen Trizyklika, insbesondere bei begleitender kardiovaskulärer Komorbidität oder bezüglich nicht tolerierbarer anticholinerger Eigenschaften der Trizyklika, die bei Duloxetin nicht vorliegen. Zum Teil störende sedierende Effekte treten bei Duloxetin gleichfalls nicht auf.

Die fehlende Affinität von Duloxetin zu muskarinergen, histaminergen, alpha-1- und alpha-2-Rezeptoren begründet ein günstiges Nebenwirkungsprofil (Bymaster et al. 2001).

Im Vergleich zu dem SSNRI Venlafaxin besitzt Duloxetin eine höhere Bindungsaffinität zu den serotonergen und noradrenergen Rezeptorsystemen und ist in der Bindungsstärke zu beiden Rezeptoren ausgeglichener. So wird bei Venlafaxin erst in höheren Dosisbereichen eine annäherndes dual-serotonerges/noradrenerges Bindungsverhalten erreicht. Venlafaxin präferiert im Niedrigdosisbereich (75 mg/die) die Serotoninrezeptoren und ist in dieser Dosierung den SSRI gleichzusetzen, somit erst im höheren Dosisbereich hypothetisch sinnvoll in der Schmerztherapie einsetzbar.

Nicht nur aus theoretischen Überlegungen, sondern auch aus der klinischen Erfahrung heraus eignet sich Duloxetin in der Therapie chronischer Schmerzsyndrome, nicht nur neuropathische Schmerzen betreffend. Auch wenn der Einsatz "off label" erfolgt, ergibt sich doch bei begleitender depressiver Symptomatik eine Behandlungsindikation. Bei fehlenden depressiven Symptomen sind die allgemeinen Hinweise zur Verordnungsfähigkeit von "off-label-Medikamenten" zu beachten. Weitere Studien sind diesbezüglich notwendig, um aus Gründen medizinischer Notwendigkeiten unser therapeutisches Spektrum, auch vor dem Hintergrund der Erstattungsfähigkeit, erweitern zu können. Briley (2004) weist in seiner Übersicht darauf hin, daß ein wesentlich breiteres Anwendungsspektrum z.B. von Duloxetin in Frage kommt.

■ Duloxetin in der Therapie der Fibromyalgie

Bei der Fibromyalgie (siehe auch Kap. 9.1.) handelt es sich um ein generalisiertes muskuläres Schmerzsyndrom, einhergehend mit multiplen Befindlichkeitsstörungen, die auf eine gestörte Streßverarbeitung hindeuten. In diesem Zusammenhang ist eine verminderte Schmerztoleranz von Bedeutung, aber auch andere Symptome im Zusammenhang mit neuroendokrinen Funktionsstörungen sind präsent. Abzuheben ist vor allem auf eine allgemein verminderte Belastbarkeit mit erhöhter Erschöpfbarkeit sowie die überzufällig bei Fibromyalgie-Patienten anzutreffenden Symptome des Colon irritabile.

Offenbächer und Ackenheil (2005) sehen aufgrund neuropathisch anmutender Schmerzzustände bei Fibromyalgiepatienten durchaus eine mögliche, auch Ätiologie-bezogene Überlappung beider Krankheitsbilder, obgleich definitionsgemäß eine Schädigung schmerzleitender nervaler Strukturen Voraussetzung für die Diagnose eines neuropathischen Schmerzsyndroms ist. Dennoch deutet neben phänomenologischen Gemeinsamkeiten auch die gute Wirksamkeit von Antidepressiva auf eine gemeinsame ätiologische Verknüpfung hin. Auch die gute Wirksamkeit moderner Antikonvulsiva (z.B. Pregabalin) in der Therapie neuropathischer Schmerzen und auch der Fibromyalgie (Crofford et al. 2005) weisen auf gemeinsame Berührungspunkte hin, die ihren Ursprung in einer Störung der zentralen Schmerzverarbeitung haben können.

In den meisten der Variablen des Fibromyalgia Impact Questionaires (FIQ) läßt sich eine signifikante Verbesserung erzielen.

Arnold und Kollegen (2004) untersuchen in einer kontrollierten Studie den Effekt der Gabe von zweimal täglich 60 mg Duloxetin, somit 120 mg/die. 207 Patienten, für die die Diagnosekriterien einer Fibromyalgie nach Wolfe et al. (1990) zutreffen, werden nach einer einwöchigen Placebogabe randomisiert, es erfolgt eine Doppelverblindung gegenüber Placebo über 12 Wochen.

In den meisten der Variablen des Fibromyalgia Impact Questionaires (FIQ) läßt sich eine signifikante Verbesserung gegenüber Placebo erzielen, unabhängig von einer bestehenden Major Depression, die miterfaßt wurde und bei 38 % der Patienten comorbid vorlag. Sowohl Parameter der Schmerzmessung als auch hinsichtlich Lebensqualität waren positiv verändert.

Das Patientenkollektiv bestand vornehmlich aus Frauen. Die behandelten Männer (n=12) zeigten keine signifikanten Veränderungen gegenüber Placebo. Allerdings ist aufgrund der geringen Fallzahl der behandelten Männer sicher noch kein geschlechtsspezifischer Effekt herleitbar, allerdings eine interessante Tendenz, die der weiteren sorgfältigen Beobachtung bedarf.

Duloxetin war in der Therapie der Fibromyalgie unabhängig von einer begleitenden affektiven Störung wirksam, was wiederum ein autochthones analgetisches Wirkmomentum nahe legt, wie zuvor schon postuliert wurde. Die Verträglichkeit von Duloxetin war sehr gut, auch in der verabreichten recht hohen Dosierung.

Somit reiht sich Duloxetin in die Reihe der wenigen untersuchten und sich auf viele Symptome der Fibromyalgie als wirksam erweisenden Substanzen, wie z.B. Amitriptylin, Venlafaxin und Pregabalin, ein. Ein Zulassungsstatus ergibt sich aus der vorliegen Arbeit jedoch nicht, so daß in der Indikation "Fibromyalgie" eine Bezugnahme auf eine möglicherweise begleitende affektive Störung erfolgen muß oder der Einsatz "off label" erfolgt.

7.11. Noradrenerge und spezifisch serotonerge Antidepressiva (NaSSA)

Mirtazapin (Remergil Sol Tab)

7.11.1. Noradrenerge Aktivierung über alpha-2-Autorezeptorblockade

Die einzige in dieser Klasse zugelassene Substanz ist das Mirtazapin. Beim Mirtazapin handelt es sich um ein Antidepressivum mit einem völlig neuartigen antidepressiven Wirkmechanismus, nicht die Wiederaufnahmehemmung von Neurotransmittern, sondern eine präsynaptische alpha-2-Blockade charakterisiert das pharmakologische Wirkprinzip, begleitet von einer ausgeprägten antihistaminergen Wirkkomponente. Strukturchemisch ist Mirtazapin eng verwandt mit Mianserin (Tolvin$^\circledR$), einem älteren atypischen Antidepressivum.

Wie sich aus Abb. 7.7 ergibt, hemmt Mirtazapin die präsynaptischen alpha-2-Rezeptoren am noradrenergen Neuron (noradrenerge Autorezeptoren). Diese auf dem noradrenergen Neuron präsynaptisch lokalisierten alpha-2-Rezeptoren hemmen bei Aktivierung physiologischerweise die weitere Ausschüttung von Noradrenalin in den synaptischen Spalt. Werden die alpha-2-Autorezeptoren blockiert, so entfällt dieses negative Feedback auf die Freisetzung von Noradrenalin, so daß vermehrt Noradrenalin in den synaptischen Spalt gelangt und dort postsynaptisch alpha-1-Rezeptoren und beta-1-Rezeptoren besetzen und aktivieren kann. Die Folge ist eine erhöhte Impulsrate der postsynaptischen noradrenergen Neurone.

7.11.2. Erhöhung der serotonergen Impulsrate über zwei Mechanismen

Es besteht eine sehr komplexe funktionelle Interaktion serotonerger und noradrenerger Neurone in unserem Zentralnervensystem. Auf Transmit-

terebene führt das durch Mirtazapin induzierte vermehrte synaptische Noradrenalin über postsynaptische alpha-1-Rezeptoren auf dem serotonergen Neuron zu einer erhöhten Aktivierung und Impulsrate der beteiligten serotonergen Neurone. Über einen weiteren Mechanismus wird die Serotoninfreisetzung durch Mirtazapin erhöht.

Auf serotonergen Neuronen befinden sich gleichfalls noradrenerge alpha-2-Rezeptoren, die man als alpha-2-Heterorezeptoren bezeichnet, weil sie sich auf den serotonergen Neuronen befinden. Über diese alpha-2-Heterorezeptoren hemmt physiologischerweise Noradrenalin die Serotoninfreisetzung. Werden diese auf dem serotonergen Neuron befindlichen alpha-2-Heterorezeptoren durch Mirtazapin blockiert, ist eine verstärkte serotonerge Aktivität die Folge.

Zusammenfassend läßt sich feststellen, daß Mirtazapin über eine alpha-2-Blockade an zentralen serotonergen als auch noradrenergen Neuronen zu einem verstärkten Transmitterangebot im synaptischen Spalt, d.h. sowohl von Noradrenalin als auch Serotonin führt. Damit erzielt Mirtazapin über seine "duale" Wirksamkeit auf die beiden Transmittersyteme den gleichen Effekt wie die trizyklischen Antidepressiva, die über eine Wiederaufnahmehemmung ihre Wirkung erzielen. Der Vorteil von Mirtazapin liegt jedoch in seiner Rezeptorspezifität. Bis auf eine antihistaminerge Rezeptoraktivität, die in der Therapie durchaus erwünscht sein kann, fehlen anticholinerge Effekte nahezu vollständig. Auch die von den selektiven Serotonin-Wiederaufnahmehemmern ausgehenden Nebenwirkungen sind durch eine spezifische postsynaptische Rezeptorselektivität minimiert.

7.11.3. Selektive postsynaptische Serotoninrezeptorwirksamkeit

Mirtazapin hat eine sehr hohe Bindungsaffinität an postsynaptische 5-HT-1A-Rezeptoren, wobei 5-HT eine synonyme Bezeichnung für Serotonin ist (5-Hydroxytryptamin). Dies ist deshalb von Bedeutung, weil durch das über Mirtazapin vermittelte vermehrte Serotoninangebot über die 5-HT-1A-Rezeptoren vornehmlich antidepressive Effekte vermittelt werden.

Mirtazapin blockiert jedoch postsynaptisch 5-HT-2 und 5-HT-3-Rezeptoren. Dies ist sowohl für die antidepressive Therapie als auch in der Schmerztherapie von Bedeutung (siehe Kap. 8.). Die Stimulation von 5-HT-2-Rezeptoren führt zu den für die SSRI typischen Nebenwirkungen, wie Schlafstörungen, Unruhezustände und sexuelle Dysfunktion. Gastrointestinale Nebenwirkungen, wie z.B. Übelkeit werden über die 5-HT-3-Rezeptoren ausgelöst. Durch die spezifische Blockade von 5-HT-2 und 5-HT-3-Rezeptoren durch Mirtazapin entfallen diese Nebenwirkungen, die von den SSRI bekannt sind. Sowohl die Blockade von 5-HT-2 als auch 5-HT-3-Rezeptoren haben eine spezifische Bedeutung für den Einsatz in der Schmerztherapie, wie sich hypothetisch belegen läßt (siehe Kap. 8.).

Somit handelt es sich beim Mirtazapin um ein sehr gut verträgliches und in der Depressionsbehandlung auch in Vergleichsstudien gegenüber trizyklischen Antidepressiva und spezifischen Serotonin-Wiederaufnahmehemmern sehr gut wirksames Medikament. Hinsichtlich Wirkstärke (response) als auch in Bezug auf Wirkeintritt gelten Mirtazapin und Venlafaxin als Mittel der ersten Wahl bei schweren Depressionen (Übersicht bei Volz 2002).

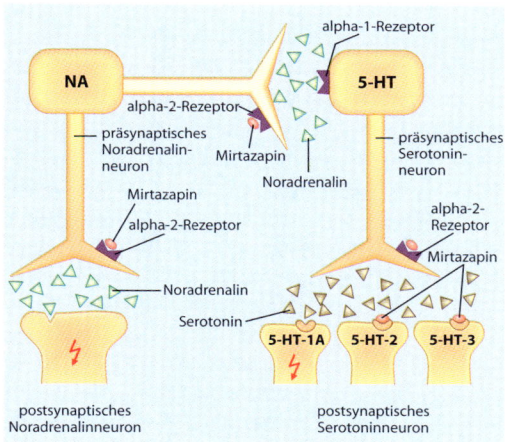

Abb. 7.7: Wirkprinzip der NaSSA (aus Möller).

7.11.4. Mirtazapin in der Schmerztherapie

So formuliert Feuerstein in einer Übersichtsarbeit zur Schmerztherapie mittels Antidepressiva: "Ein unselektiver Wiederaufnahmehemmer bzw. - allgemeiner - ein Antidepressivum, das primär sowohl die noradrenerge als auch die serotonerge Neurotransmission verstärkt, sollte als Analgeti-

kum auch klinisch einer alleinigen NA- oder 5-HT-selektiven Substanz überlegen sein."

Ergänzend zu dieser auch klinisch gut belegten Hypothese ließe sich die Formulierung von Feuerstein erweitern durch den Zusatz, daß spezifische kombinierte Serotonin-Noradrenalin-Wiederaufnahmehemmer in der Schmerztherapie besonders geeignet sein müßten, da sie gute Wirksamkeit mit einer niedrigen Nebenwirkungsrate verknüpfen würden.

Diese Forderungen scheint Mirtazapin, ein noradrenerges und spezifisch serotonerges Antidepressivum (NaSSA), in besonderer Weise zu erfüllen.

Mit Zunahme der Dosis treten die serotonergen Wirkungen in den Vordergrund und die sedierende Komponente tritt dem gegenüber zurück. So ist es in der klinischen Fallbeobachtung auch nachvollziehbar, daß Mirtazapin in niedrigeren Dosisbereichen als in der Depressionsbehandlung analgetisch wirksam ist, z.B. in der 15 mg-Gabe, analog zum Amitriptylin.

Placebokontrollierte Studien mit Mirtazapin (Remergil Sol Tab) liegen zur Schmerztherapie nicht vor, es existieren jedoch eine Vielzahl an Kasuistiken (z.B. Brannon 1999) und eine umfangreiche Anwendungsbeobachtung (Demling 2001).

Weitere Vorteile der Mirtazapin-Medikation bestehen in der Möglichkeit der i.v.-Applikation sowie in der pharmakokinetisch bedingten möglichen oralen Einmalgabe.

Die eigenen Erfahrungen mit Mirtazapin in der Schmerztherapie sind überaus ermutigend und sollten auch vor dem Hintergrund der hypothetischen Überlegungen zum analgetischen Wirkmechanismus Motivation sein, Mirtazapin an einem großen Patientenkollektiv hinsichtlich seiner analgetischen Wirksamkeit zu überprüfen.

Bis dahin ist es der Therapiefreiheit des einzelnen Arztes überlassen, Mirtazapin in der Behandlung chronischer Schmerzzustände einzusetzen.

Folgende Indikationen sind vorstellbar:

- 1. Therapie einer die Schmerzsymptomatik begleitenden reaktiven Depression

- 2. Unerwünschte bzw. nicht tolerierte Nebenwirkungen unter Trizyklika-Medikation

- 3. Komedikation zu Antikonvulsiva (z.B. Carbamazepin oder Gabapentin) oder Opiaten (Ergänzung und Synergie)
- 4. Monotherapie bei chronischen Spannungskopfschmerzen, neuropathischen Schmerzzuständen, Fibromyalgie und in der Migräneprophylaxe
- 5. Komedikation bei chronischen muskuloskelettalen Schmerzsyndromen und Tumorschmerzen

Die theoretischen und experimentellen Befunde und die klinischen Erfahrungen mit Mirtazapin sind in der Therapie chronischer Schmerzsyndrome, insbesondere des neuropathischen Schmerzes, aber auch der Fibromyalgie, weiterhin vielversprechend (siehe auch Theobald et al. 2003, Bomholt et al. 2005), dennoch fehlen in diesen Indikationsbereichen kontrollierte Studien, die einen entsprechenden Wirksamkeitsnachweis auch statistisch belegen und somit auch zu einer Zulassung führen könnten. Da die Substanz selbst nun nicht mehr dem Patentschutz unterliegt, ist die Finanzierbarkeit entsprechender Studien nicht absehbar.

Die weiter oben aufgeführten Indikationen sind durchaus weiterhin vorstellbar, aber in höheren Evidenzgraden belegt.

Eine kontrollierte Studie in der Prophylaxe des Spannungskopfschmerzes wurde von Bendtsen und Jensen (2004) vorgelegt. Darin werden 22 Patienten mit einem chronischen Spannungskopfschmerz vorgestellt, die in einer Dosierung von 15 mg/die oder 30 mg/die mit Placebo verglichen werden. An dieser kleinen Patientenzahl wurde ein klinisch signifikanter Effekt in den Verlaufsparametern hinsichtlich Kopfschmerzdauer, -heftigkeit und -frequenz gesehen. Studien mit höheren Patientenzahlen werden angeregt, da man in Mirtazapin einen Bereicherung des therapeutischen Spektrums beim chronischen Spannungskopfschmerz mit guter Verträglichkeit sieht.

In einer offenen Studie wurden positive therapeutische Effekte in der Therapie der Fibromyalgie festgestellt, allerdings auch auf das Fehlen kontrollierter Studien in dieser Indikation hingewiesen. (Samborski et al. 2004).

7.12. Antidepressiva und Fahrtauglichkeit

Im Frühjahr 2000 wurden die auch aktuell noch gültigen Begutachtungsleitlinien zur Kraftfahreignung veröffentlicht, hierbei handelt es sich um eine Zusammenführung der 5. Auflage der Begutachtungsleitlinien "Krankheit und Kraftverkehr" des gemeinsamen Beirats für Verkehrsmedizin und des "Psychologischen Gutachtens Kraftfahreignung" des Berufsverbandes Deutscher Psychologen. Hierdurch wird gewährleistet, daß erstmals Leitlinien aus medizinischer und psychologischer Sicht gemeinsam vorliegen. Ohne im Detail auf die rechtlichen Bedingungen vor dem Hintergrund neuer Fahrerlaubnisklassen eingehen zu wollen, scheint es jedoch in diesem Zusammenhang notwendig darauf abzuheben, inwieweit Antidepressiva die Fahrtauglichkeit verändern können und wie von ärztlicher Seite die betroffenen Patienten aufzuklären sind. Obgleich im Rahmen der Schmerztherapie Antidepressiva sehr viel niedriger dosiert werden als in der Depressionsbehandlung, ergeben sich insbesondere zum Zeitpunkt der Neueinstellung mögliche negative Auswirkungen auf die Kraftfahreignung. Grundsätzlich ist festzustellen, dass arzneimittelbedingte Einflüsse auf die Fahrtüchtigkeit im medizinisch-juristischen Gesamtzusammenhang immer nur individuell beurteilt werden können. Es liegen im konkreten Fall z.B. keine Dosierungsgrenzen für bestimmte Pharmaka vor, die einer Fahrtüchtigkeit entgegenstehen, wie wir dies in Analogie zum Alkoholkonsum in Form von Blutspiegelgrenzen per Gesetz kennen. Somit ist zunächst der Psychopharmaka verordnende Arzt primär dazu verpflichtet, den Patienten über mögliche, die Fahrtauglichkeit beeinträchtigende Nebenwirkungen eines Arzneimittels zu informieren. Um sich gegenüber forensischen, z.B. Haftpflichtansprüchen legitimieren zu können, ist eine schriftliche Dokumentation diesbezüglich zu empfehlen. Es ist dem Patienten Fahrlässigkeit zu unterstellen, wenn er sich nicht an diese Anweisungen hält und Kenntnisse über die Wirkungen eines Arzneimittels außer Acht lässt. Besonders nachteilig können sich durch Arzneimittel induzierte Konzentrationsstörungen und eine allgemeine Verlangsamung auswirken. Dies gilt auch für sedierende Antidepressiva. Allgemein ist zu Beginn einer Behandlung mit einem Antidepressivum oder bei erheblichen Dosisänderungen während der ersten 14 Behandlungstage vom Führen eines Kraftfahrzeuges abzuraten. Nach entsprechender klinischer Kontrolle und der Verträglichkeit des Medikamentes ist dann, wenn keine gegenteiligen Einwirkungen und Angaben des Patienten vorliegen, Fahrtüchtigkeit gegeben, immer unter der Voraussetzung, dass der Patient bei Feststellung einer Beeinträchtigung von sich aus verantwortlich mit seiner Fähigkeit, ein KFZ zu führen, umgeht. Einige wenige Untersuchungen zur Fahrtauglichkeit unter Antidepressiva liegen vor. Die bisher vorliegenden Ergebnisse (siehe Laux, 2001) lassen sich dahingehend zusammenfassen, daß selektive Antidepressiva wie SSRI, Mirtazapin und Moclobemid im Gegensatz zu vielen trizyklischen Antidepressiva zu keinen signifikanten Beeinträchtigungen kognitiver und psychomotorischer Leistungsparameter führen.

Für die Schmerztherapie von besonderer Bedeutung ist die Tatsache, daß unter den herkömmlichen trizyklischen Antidepressiva eine Einschränkung der Fahrtüchtigkeit sehr viel häufiger zu finden ist als unter den modernen retardierten Opioiden (z.B. Oxycodon oder Matrixpflaster mit Fentanyl). Insbesondere ältere Menschen reagieren sehr empfindlich auf trizyklische Antidepressiva mit einer Einschränkung der Hirnleistungsfähigkeit, so daß diese Patientengruppe einer besonderen Aufmerksamkeit bedarf.

Im Zweifelsfalle ist dem Patienten eine neuropsychologische Testung ("Fahrtauglichkeitsuntersuchung") an einer hierfür geeigneten Einrichtung oder die Zuweisung zu einem Kollegen mit verkehrsmedizinischer Qualifikation zu empfehlen. Bei den in der Schmerztherapie verwendeten Dosierungen, insbesondere von den in diesem Zusammenhang problematischen trizyklischen Antidepressiva, dürfte dies nur in den wenigsten Fällen notwendig sein.

Literatur

Paoli, F., Darcourt, C., Cossa, P.: Note préliminaire sur l'action de l'imipramine dans les état douloureux. Rev. Neurol. 102: 503, 1960

Kocher, R.: The treatment of chronic pain symptoms with psychotropic drugs. Pharmakopsychiatr. Neuropsychopharmakol. 9:337-341. 1976

Feuerstein T.J.: Antidepressiva zur Therapie chronischer Schmerzen, Metaanalyse, Der Schmerz (1997), 11:213-226

Ansari, A.: (2000) The efficacy of newer antidepressants in the treatment of chronic pain: a review of current literature. Harv Rev Psychiatry 7 (5) : 257-77

Deuschle, M., Lederbogen, F., Borgrefe, M., Ladwig, K-H.: Erhöhtes kardiovaskuläres Risiko bei depressiven Patienten Dtsch Ärzteblatt 2002; 99;A3332-3338 (Heft 49)

Cohen, C.W., Gibson, G., Alderman, H.M: Excess risk of myocardial infarction in patients treated with antidepressant medications: Association with use of tricyclic agents. Am J Med. 2000; 108: 2-8

Watson, C.P.N.: The treatment of neuropathic pain: Antidepressants and Opioids. The clinical journal of pain 2000; 6: S49-S55

Diener, H.C., Limmroth, V., Eikermann, A.: Neues bei Migräne und Kopfschmerzen. Akt. Neurol 2003; 30: 261-265.

Fishbain, D.: Evidence-based data on pain relief with antidepressants. Ann Med 2000; 32: 305-316

Volz, H-P.: Moderne Antidepressiva im Vergleich - Wirkstärke (Response) und Wirkeintritt (Onset). In: Möller et al. (eds.): Moderne Antidepressiva, Thieme 2002

Feuerstein T.J.: Antidepressiva zur Therapie chronischer Schmerzen, Metaanalyse. Der Schmerz (1997), 11:213-226

Brannon G.E. and Stone K.D.(1999): The use of Mirtazapin in a patient with chronic pain. J Pain Symptom Manage 18(5): 382-5

Demling, J.H.: Behandlung von Schmerzzuständen mit Mirtazapin, eine Anwendungsbeobachtung. Synopsis 2001; 7: 41-44

Sumpton et al.: Treatment of neuropathic pain with venlafaxine. Ann Pharmacother 2001 May; 35 (5): 557-9

Enggaard et al.: Specific effect of venlafaxine on single and repetitive experimental painful stimuli in humans. Cli. Pharmacol Ther 2001 Apr; 69 (4) : 245-51

Detke, M.J. et al.: Duloxetine, 60 mg once daily, for major depressive disorder: a randomized double-blind placebo-controlled trial. J Clin Psychiatry 63: 308-315 (2002)

Karpa, K.D.: Duloxetine Pharmakology: profile of a dual monoamine modulator. CNS drug reviews 8: 361-376 (2002)

Bymaster, F.P.: Comparative Affinity of Duloxetine and Venlafaxine for Serotonin and norepinephrin transporters in vitro and in vivo, human serotonin receptor subtypes and other neuronal receptors. Neuropsychopharmakology 25:871-880 (2001)

Reinbold, Hartmut: Differenzierter Umgang mit Antidepressiva. PsychoGen Verlag 2001

Benkert O., Hippius H. Psychiatrische Pharmakotherapie. Springer Verlag, 1995

Hüther G. und Rüther E. Das serotonerge System. UNI-MED Verlag, 2000

Laux, G., Brunnauer, A., von Enhuber, A. (2001): Driving performance under antidepressants. World J Biol Psychiatry

Lewrenz, H. (2000): Begutachtungsleitlinien zur Kraftfahreignung, Wirtschaftsverlag, Bremerhaven

Laux, G. (2002): Psychische Störungen und Fahrtauglichkeit, eine Übersicht. Nervenarzt 73: 231-238

Barkin RL, Barkin S. The role of venlafaxine and duloxetine in the treatment of depression with decremental changes in somatic symptoms of pain, chronic pain, and the pharmacokinetics and clinical considerations of duloxetine pharmacotherapy. Am J Ther. 2005 Sep-Oct; 12(5):431-8

Goldstein DJ, Lu Y, Detke MJ, Lee TC, Iyengar S. Duloxetine vs. placebo in patients with painful diabetic neuropathy. Pain. 2005 Jul;116(1-2):109-18

Offenbaecher M, Ackenheil M. Current trends in neuropathic pain treatments with special reference to fibromyalgia. CNS Spectr. 2005 Apr;10(4):285-97

Bomholt SF, Mikkelsen JD, Blackburn-Munro G. Antinociceptive effects of the antidepressants amitriptyline, duloxetine, mirtazapine and citalopram in animal models of acute, persistent and neuropathic pain. Neuropharmacology. 2005 Feb;48(2):252-63

Jones CK, Peters SC, Shannon HE. Efficacy of duloxetine, a potent and balanced serotonergic and noradrenergic reuptake inhibitor, in inflammatory and acute pain models in rodents. J Pharmacol Exp Ther. 2005 Feb; 312(2):726-32

Arnold LM, Lu Y, Crofford LJ, Wohlreich M, Detke MJ, Iyengar S, Goldstein DJ. A double-blind, multicenter trial comparing duloxetine with placebo in the treatment of fibromyalgia patients with or without major depressive disorder. Arthritis Rheum. 2004 Sep;50(9):2974-84

Briley M. Clinical experience with dual action antidepressants in different chronic pain syndromes. Hum Psychopharmacol. 2004 Oct;19 Suppl 1:S21-5

Delgado PL. Common pathways of depression and pain. J Clin Psychiatry. 2004;65 Suppl 12:16-9

Fava M, Mallinckrodt CH, Detke MJ, Watkin JG, Wohlreich MM. The effect of duloxetine on painful physical symptoms in depressed patients: do improvements in these symptoms result in higher remission rates? J Clin Psychiatry. 2004 Apr;65(4):521-30

Crofford LJ, Rowbotham MC, Mease PJ, Russell IJ, Dworkin RH, Corbin AE, Young JP Jr, LaMoreaux LK, Martin SA, Sharma U; Pregabalin 1008-105 Study Group. Pregabalin for the treatment of fibromyalgia syndrome: results of a randomized, double-blind, placebo-controlled trial. Arthritis Rheum. 2005 Apr;52(4):1264-73

Coluzzi F, Mattia C. Mechanism-based treatment in chronic neuropathic pain: the role of antidepressants. Comment in: Curr Pharm Des. 2005;11(23):2941-3

Barkin RL, Barkin S. The role of venlafaxine and duloxetine in the treatment of depression with decremental changes in somatic symptoms of pain, chronic pain, and the pharmacokinetics and clinical considerations of duloxetine pharmacotherapy. Am J Ther. 2005 Sep-Oct; 12(5):431-8

Pedersen LH, Nielsen AN, Blackburn-Munro G. Antinociception is selectively enhanced by parallel inhibition of multiple subtypes of monoamine transporters in rat models of persistent and neuropathic pain. Psychopharmacology (Berl). 2005 Nov;182(4):551-61

Yucel A, Ozyalcin S, Koknel Talu G, Kiziltan E, Yucel B, Andersen OK, Arendt-Nielsen L, Disci R. The effect of venlafaxine on ongoing and experimentally induced pain in neuropathic pain patients: a double blind, placebo controlled study. Eur J Pain. 2005 Aug;9(4):407-16

Durand JP, Alexandre J, Guillevin L, Goldwasser F. Clinical activity of venlafaxine and topiramate against oxaliplatin-induced disabling permanent neuropathy. Anticancer Drugs. 2005 Jun;16(5):587-91

Ozyalcin SN, Talu GK, Kiziltan E, Yucel B, Ertas M, Disci R. The efficacy and safety of venlafaxine in the prophylaxis of migraine. Headache. 2005 Feb;45(2):144-52

P Rowbotham MC, Goli V, Kunz NR, Lei D. Venlafaxine extended release in the treatment of painful diabetic neuropathy: a double-blind, placebo-controlled study. Pain. 2004 Aug;110(3):697-706. Erratum in: Pain. 2005 Jan; 113(1-2):248

Forssell H, Tasmuth T, Tenovuo O, Hampf G, Kalso E. Venlafaxine in the treatment of atypical facial pain: a randomized controlled trial. J Orofac Pain. 2004 Spring; 18(2):131-7

Grothe DR, Scheckner B, Albano D.Treatment of pain syndromes with venlafaxine. Pharmacotherapy. 2004 May;24(5):621-9

Hernandez A, Constandil L, Laurido C, Pelissier T, Marchand F, Ardid D, Alloui A, Eschalier A, Soto-Moyano R. Venlafaxine-induced depression of wind-up activity in mononeuropathic rats is potentiated by inhibition of brain 5-HT1A receptor expression in vivo. Int J Neurosci. 2004 Feb;114(2):229-42

Sayar K, Aksu G, Ak I, Tosun M. Venlafaxine treatment of fibromyalgia. Ann Pharmacother. 2003 Nov; 37(11):1561-5

Marchand F, Alloui A, Chapuy E, Jourdan D, Pelissier T, Ardid D, Hernandez A, Eschalier A. Evidence for a monoamine mediated, opioid-independent, antihyperalgesic effect of venlafaxine, a non-tricyclic antidepressant, in a neurogenic pain model in rats. Pain. 2003 Jun; 103(3):229-35

Samborski W, Lezanska-Szpera M, Rybakowski JK. Open trial of mirtazapine in patients with fibromyalgia. Pharmacopsychiatry. 2004 Jul;37(4):168-70

Bendtsen L, Jensen R. Mirtazapine is effective in the prophylactic treatment of chronic tension-type headache. Neurology. 2004 May 25;62(10):1706-11

Bomholt SF, Mikkelsen JD, Blackburn-Munro G. Antinociceptive effects of the antidepressants amitriptyline, duloxetine, mirtazapine and citalopram in animal models of acute, persistent and neuropathic pain. Neuropharmacology. 2005 Feb;48(2):252-63

Theobald DE, Kirsh KL, Holtsclaw E, Donaghy K, Passik SD. An open-label, crossover trial of mirtazapine (15 and 30 mg) in cancer patients with pain and other distressing symptoms. J Pain Symptom Manage. 2002 May; 23(5):442-7. Comment in: J Pain Symptom Manage. 2003 Jan;25(1):7-8

Sindrup SH, Bach FW, Madsen C, Gram LF, Jense TS. Venlafaxine versus imipramine in painful polyneuropathy. Neurology 2003;60:1284-1289

Thase M, Lu Y, Joliat M, Detke M. Remission rates in double-blind, placebo-controlled clinical trials of duloxetine with SSRIs as a active comparator. Eur. Neruopsychopharmacol 2003;259

Raskin J, Pritchett YL, Wang F, D'Souza DN, Waninger AL, Iyengar SI, Wernicke JF. A Double-blind randomized multicenter trial comparing duloxetine with placebo in the management of diabetic peripheral neuropathic pain, Pain medicine 2005, 6(5): 346-356

Wie wirken Antidepressiva bei Schmerzen?

8. Wie wirken Antidepressiva bei Schmerzen?

8.1. Die deszendierende zentrale Schmerzhemmung ist ein bedeutsamer Wirkmechanismus für Antidepressiva

Das von Basbaum und Fields 1984 beschriebene "endogene Schmerzhemmsystem" stellt eine der wichtigsten Hypothesen zum Wirkungsmechanismus von Antidepressiva dar.

Akute Schmerzreize können über das periaquäduktale Grau, ein mit Opiatrezeptoren dicht besetzter Neuronenverband im Mittelhirn, die deszendierende zentrale Schmerzhemmung über endogene Opioide aktivieren. Ein solches schmerzhemmendes System hat sich unter evolutionsbiologischen Gesichtspunkten aus der Notwendigkeit entwickelt bei akuten Traumazuständen, z.B. Extremitätenamputationen oder anderen schweren Verletzungen, die Schmerzwahrnehmung auszuschalten, damit andere für das Überleben in der akuten Traumasituation wichtigere Wahrnehmungsinhalte aufgenommen werden konnten, z.B. Fluchtwege etc..

Ausgehend vom periaquäduktalen Grau finden sich Projektionsbahnen zu Kerngebieten in der Formatio reticularis, dem Locus coeruleus, der mehr als 50 % unseres ZNS-eigenen Noradrenalins enthält, sowie zu den sogenannten Raphekernen, die mittelliniennah vornehmlich im Ponsbereich lokalisiert sind und mehr als 50 % unseres ZNS-eigenen Neurotransmitters Serotonin (5-HT) enthalten. Die über die schmerzbedingte Aktivierung unseres eigenen "Schmerzhemmsystems" induzierte Ausschüttung dieser beiden Neurotransmitter Noradrenalin und Serotonin führt über alpha-adrenerge und serotonerge (5-HT) postsynaptische Rezeptoren zu einer Hemmung der die einströmenden Schmerzafferenzen aufnehmenden und -verarbeitenden Hinterhornzelle, einem der wichtigsten schmerzmodulierenden Neurone. Hier sind viele schmerzphysiologisch definierte Mechanismen beheimatet, die man unter dem Stichwort "Schmerzgedächtnis" zusammenfassen kann.

"Klassische" trizyklische Antidepressiva hemmen präsynaptisch die inaktivierende Wiederaufnahme von Noradrenalin und Serotonin und erhöhen somit das Transmitterangebot postsynaptisch und bewirken damit auf spinaler Ebene eine Wirkungsverstärkung. Der hemmende Einfluß auf das Hinterhornneuron wird verstärkt und damit sind Antidepressiva analgetisch wirksam im eigentlichen Sinn.

Noradrenalin und Serotonin wirken synergistisch inhibierend auf die Hinterhornzelle und können durch eine über serotonerge und alpha-adrenerge Auto- und Heterorezeptoren vermittelte Interaktion an der Hinterhornzelle ihren hemmenden Einfluß potenzieren.

Aus dieser Wechselwirkung der beiden beteiligten Neurotransmitter ergibt sich der Schluß, daß Wiederaufnahmehemmer, die beide Neurotransmitter betreffen, wie z.B. die trizyklischen Antidepressiva oder die neueren Substanzen Venlafaxin, Mirtazapin oder Duloxetin, einer selektiven Wiederaufnahmehemmung, die sich nur auf einen einzelnen Neurotransmitter bezieht (z.B. selektive Serotonin- oder Noradrenalin-Wiederaufnahmehemmer), überlegen sein sollten (siehe Feuerstein).

Klinische Studien belegen diese Hypothese des analgetischen Therapievorteils eines dualen Wirkmechanismus eindrücklich (Fishbain).

> Hat die postsynaptische Aktivierung und/oder Blockierung von Serotoninrezeptoruntertypen eine spezifische antinoziceptive Bedeutung?

Neben der sich gegenseitig analgetisch potenzierenden Interaktion der beiden Neurotransmitter Serotonin und Noradrenalin auf spinaler Ebene am Hinterhorn stellt sich aufgrund experimenteller und klinischer Befunde die Frage, ob die verschiedenen Serotoninrezeptorunterformen eine spezifische antinoziceptive Bedeutung haben.

In diesem Zusammenhang sollen die drei Serotoninrezeptoren 5-HT-1A, 5-HT-2 sowie 5-HT-3 eingehender Beachtung finden. Eine Stimulation von 5-HT-1A-Rezeptoren führt u.a. durch projizierende Bahnen ins limbische System zu einer antidepressiven Wirkung. Die Stimulation von 5-HT-2 ergibt klinisch Unruhezustände, Schlaflosigkeit sowie sexuelle Funktionsstörungen, wie wir sie als Nebenwirkung unserer vornehmlich serotonerg wirkenden Antidepressiva kennen. Die Stimulation von 5-HT3-Rezeptoren löst ebenso unangenehme Wirkungen aus, wie Übelkeit, Erbrechen, Durchfälle sowie Kopfschmerzen. Auch dies sind Nebenwirkungen, die sich bei der klinischen Anwendung serotonerg wirksamer Substanzen beobachten lassen.

Die therapeutisch nutzbare Blockade sowohl von 5-HT-2 als 5-HT-3 ist nicht nur hinsichtlich der besseren Verträglichkeit von Interesse, sondern hat offensichtlich auch positive Auswirkungen auf Schmerzwahrnehmung und -verarbeitung.

Möglicherweise liegt hier ein weiterer analgetisch nutzbarer Wirkmechanismus von Antidepressiva, die in unterschiedlicher Affinität auf die genannten Rezeptoren einwirken.

8.2. Blockade von 5-HT-2-Rezeptoren

Experimentelle Befunde zeigen, daß 5-HT-2A-Antagonisten (Ketanserin, Ritanserin, Spiperon) eine durch Entzündungsmediatoren vermittelte periphere inflammatorische Reaktion hemmend beeinflußen (Abbott et al. 1996). Diese Daten deuten darauf hin, daß periphere Entzündungsreaktionen, wie sie durchaus auch bei chronischen Schmerzzuständen anzutreffen sind, durch 5-HT-2A-Antagonisten günstig zu beeinflußen sind. Diesbezüglich ist insbesondere die Serotoninfreisetzung aus Thrombozyten, aber auch aus den enterochromaffinen Zellen des Gastrointestinaltraktes anzusprechen (z.B. beim Colon irritabile eine mögliche Teilkausalität). Interessanterweise ist es der "entzündliche Spätschmerz", wie er z.B. durch Formalin induzierbar ist, der in seiner Ausprägung verhindert wird durch 5-HT-2A-Antagonisten (Blier et al.). Potente analgetisch wirksame Antidepressiva sind 5-HT-2A-Antagonisten (Amitriptylin, Mianserin, Mirtazapin). Eine besondere Wirksamkeit scheint den 5-HT-2A-Antagonisten in der Prophylaxe von Schmerzen zuzukommen. Deren Verabreichung bei schon präsenten Schmerzzuständen zeigte einen verzögerten Wirkeintritt, wie wir ihn auch von den zuvor genannten analgetisch wirksamen Antidepressiva kennen.

8.3. Blockade von 5-HT-3-Rezeptoren

5-HT-3-Antagonisten hemmen experimentell z.B. den durch Formalin induzierten Sofortschmerz für einige Minuten, jedoch ohne anhaltende Wirksamkeit (Richardson). Obgleich die Komplexität der serotonergen Transmission über 5-HT-3-Antagonisten und -Agonisten nicht im Detail beschrieben und ihren wechselseitigen Auswirkungen darstellbar ist, lassen jedoch klinische Untersuchungen mit 5-HT-3-Antagonisten (Ondansetron, Tropisetron) einen signifikanten klinischen Nutzen in der Behandlung der Fibromyalgie erkennen (Färber et al.). Die klinischen Studienergebnisse zeigen einen invers mit der Dosis korrelierenden Effekt, 5 mg Tropisetron zeigen eine bessere Wirksamkeit als 10 mg oder 15 mg/die i.v. Dies belegt die sich auch aus experimentellen Befunden ableitbare z.T. gegensätzliche 5-HT-3-Rezeptor-Modulation im Zusammenhang mit der Therapie von Schmerzzuständen (Späth).

Das neuere Antidepressivum Mirtazapin vereinigt neben seinem dual serotonerg/noradrenergen Wirkungsmechanismus auch einen kombinierten 5-HT-2- und 5-HT-3-Antagonismus in sich und stellt somit eine aussichtsreiche Substanz in der Therapie chronischer Schmerzen dar, wenn auch bislang diesbezüglich keine kontrollierten Studien vorliegen.

8.4. Interaktion von Antidepressiva mit Opiatrezeptoren

Die sich klinisch darstellende synergistisch verstärkende Wirkung der gleichzeitigen Applikation von trizyklischen Antidepressiva und Opiaten findet ihre Entsprechung auf Transmitterebene. Die Aktivierung der opioidergen Rezeptoren des periaquäduktalen Graus im Mesencephalon als Folge eines akuten Schmerzreizes auf der Grundlage unseres körpereigenen deszendierenden Hemmsystems (Basbaum und Fields) führt zur Freisetzung von Serotonin und Noradrenalin als hemmende Neurotransmitter am spinalen Hinterhornneuron. Diese durch Antidepressiva potenzierbare Inhibition des spinalen Hinterhornneurons wird durch die opioiderge mesencephale Aktivität verstärkt, so daß über diesen Mechanismus ein synergistischer analgetischer Effekt von Antidepressiva und Opiaten erklärbar wird.

Aber auch direkte Interaktionen mit Opiatrezeptoren lassen sich experimentell an Schmerzmodellen nachweisen. Auf einem "hot-plate-analgesiameter" ist der antinozizeptive Effekt von Trazodon, einem vorwiegend serotonergen Antidepressivum durch rezeptorspezifische Opiatantagonisten aufhebbar (Schreiber et al.). Diese durch spezifische Opiatantagonisten zu durchbrechende antinozizeptive Potenz im Tierversuch ist auch für die neueren Antidepressiva Mirtazapin und Venlafaxin nachweisbar, beides dual serotonerg/noradrenerg wirksame moderne Antidepressiva (Schreiber et al.).

8.5. Trizyklische Antidepressiva als potente Lokalanästhetika

Eigentlich kaum zu glauben, aber Amitriptylin ist in seiner lokalanästhetischen Wirkpotenz Bupivacain, einem lang wirksamen Lokalanästhetikum überlegen (Gerner et al. 2001).

8.6. Ausblick

Durch die aufgeführten Hypothesen wird deutlich, daß Antidepressiva offensichtlich eine Veränderung der Schmerzwahrnehmung vorwiegend auf spinaler Ebene bewirken, wobei auch cerebrale und periphere Mechanismen nicht unterschätzt werden sollten (Na-Kanalblockade, NMDA-Rezeptorblockade). Insbesondere moderne Antidepressiva mit einem dualen serotonerg/noradrenergen Wirkmechanismus, wie z.B. Mirtazapin, Venlafaxin oder Duloxetin, können sich aufgrund ihres ausgezeichneten Wirkungs- und Nebenwirkungsprofils in der Therapie chronischer Schmerzsyndrome etablieren und damit auch in der Therapie chronischer Rückenschmerzen.

Literatur

Knorring, L. von, Perris, C., Eisenmann, M., Perris, H.: Pain as a symptom in depressive disorders. Pain 15, 19-26 (1983)

Hasenbring, M.: Predictors of efficacy in treatment of chronic low back pain. Current opinion in Anaesthesiolog 11, 553 -558 (1998)

Fishbain, D.: Evidence-based data on pain relief with antidepressants. Ann. Med. 32 : 305 -316 (2000)

Boden, S.D., Davis, D.O., Dina, T.S. et al. : Abnormal magnetic scans of the lumbar spine in asymptomatic subjects. J Bone Joint Surgery Am 72 : 403 - 408 (1990)

Basbaum, A.I. and Fields, H.L. : Endogenous pain control systems: brainstem spinal pathways and endorphin circuitry. Annu. Rev. Neurosci. 7, 30-333 (1984)

Feuerstein, T.J.: Antidepressiva zur Therapie chronischer Schmerzen. Der Schmerz 11: 213-226 (1997)

Blier et al.: Putative mechanism of action of antidepressant drugs in affectic and anxiety disorders and pain. J Psychiatry Neuroscience 26(1): 37-43 (2001)

Abbott et al.: Activation of 5-HT2A receptors potentiates pain produced by inflammatory mediators. Neuropharmacology, 35 : 99-110 (1996)

Richardson B.P.: Serotonin and nociception. Ann NY Acad Sci 600:511-9 (1990)

Färber et al.: Short term treatment of primary fibromyalgia with the 5-HT3-receptor antagonist tropisetron. Results of a randomized, double-blind, placebo-controlled multicenter trial in 418 patients. Int.J.Clin. Pharm. Res. 21(1) : 1-13 (2001)

Späth, M.: current Experience with 5-HT3 receptor antagonists in fibromyalgia. Rheum Dis Clin N. Am 28 : 319-328 (2002)

Schreiber et al.: The antinociceptive effect of trazodone in mice is mediated through both, opioid and serotonergic mechanisms. Behavioural Brain Research 114: 51-56 (2000)

Schreiber et al.: Venlafaxine and Mirtazapine. Different mechanisms of antidepressant action, common opioid-mediated antinociceptive effects - a possible opioid involvement in severe depression? Journal of Molecular Neuroscience 18 : 143 - 149 (2002)

Gerner, P. Amitryptiline versus Buprivacaine in rat sciatic nerve blockade. Anesthesiology 94: 661-667 (2001)

Einzelne Krankheitsbilder

9. Einzelne Krankheitsbilder

9.1. Fibromyalgie - Phantom oder klinische Realität?

Die Diagnose eines Fibromyalgie-Syndroms geht immer wieder mit erheblichen diagostischen Unsicherheiten unter den beteiligten Kollegen einher, teilweise findet auch eine emotional überhitzte Debatte über die Existenz einer derartigen Störung statt. Für viele Kollegen ist ein Fibromyalgie-Syndrom eine Somatisierungsstörung, deren Ätiologie ausschließlich im psychodynamischen Hintergrund des Patienten zu suchen ist. Diese zumeist voreilige und einseitige diagnostisch-ätiologische Festlegung hat für den Arzt auch eine Schutzfunktion, um sich nicht mit unangemessenen therapeutischen Ansprüchen von seiten des Patienten auseinandersetzen zu müssen, frei nach dem Motto: "Da kann Ihnen allenfalls der Psychiater helfen oder Sie müssen mit ihren Beschwerden leben." Zuweilen findet man unter einigen ärztlichen Kollegen fast schon als "allergisch" zu bezeichnende Reaktionen gegenüber dieser Patientengruppe, möglicherweise weil der therapeutische Zugang sehr schwierig ist oder die Anamnese und Führung dieser Patienten sehr viel Zeit und Geduld erfordern, die in der Praxis nicht verfügbar ist.

Für die betroffenen Patienten, die ja aus ihrer Sicht unter einer aus ärztlicher Perspektive anscheinend nicht nachvollziehbaren Störung leiden, ist die "Verwirrung" gleichermaßen groß, denn sie werden mit den unterschiedlichsten Ansichten über die mögliche Ursache ihrer generalisierten Schmerzsymptomatik konfrontiert. Eine psychiatrische Störung als Ursache ihrer Erkrankungssymptomatik sind jedoch nur die wenigsten bereit zu akzeptieren, denn es entzieht sich doch dem subjektiven Verständnis des Betroffenen, daß sich der eigenen Wahrnehmung entzogene psychische Einflußfaktoren durch ausgeprägte Schmerzen manifestieren sollen.

Der typische Verlauf eines Fibromyalgie-Syndroms, die Kardinalsymptome sowie die vielgestaltigen Begleitsymptome rechtfertigen es, das Fibromyalgie-Syndrom als diagnostischen Begriff in der Zuordnung der chronifizierten Beschwerdesymptomatik zu verwenden. Dies um so mehr, als damit eine Kommunikationsbasis mit dem Patien-

ten besteht, die es erleichtert, gemeinsam ein individuelles Therapiekonzept zu entwerfen, das durchaus auch psychotherapeutische oder psychopharmakotherapeutische Elemente enthalten kann, aber dennoch keine stigmatisierende Psychiatrisierung für den Patienten bedeutet.

Viele Befunde aus der neueren psychobiologischen Forschung deuten darauf hin, daß durchaus eine "organische Basis" oder, besser formuliert, ein somatisches Korrelat der typischen Beschwerdekonstellation beim Fibromyalgie-Syndrom nachweisbar ist.

Letztlich ist es jedoch müßig über die Dichotomie somatisch/psychisch zu diskutieren, da sich beide Zustandsbereiche des Menschen gegenseitig bedingen, ob bei sogenannten organischen oder rein psychischen Erkrankungen. Immer wird man auf allen Ebenen der menschlichen Wahrnehmung therapeutische Ansatzpunkte in der komplexen Verstrickung somatopsychischer Abläufe aufgreifen und umsetzen müssen.

9.1.1. Kardinalsymptome und Verlauf

Unter einem Syndrom versteht man die Koexistenz einer bestimmten Symptomkonstellation, die möglicherweise auf einen gemeinsamen ätiologischen Faktor zurückzuführen ist oder bei charakteristischer Koexistenz eine gleichgerichtete Behandlung erfordert und die Patienten hiervon profitieren.

Beim Fibromyalgie-Syndrom stehen die Leitsymptome eines generalisierten sehnenansatznahen Muskelschmerzes mit begleitender verstärkter Müdigkeit und Erschöpfbarkeit im Vordergrund, parallel ist eine Vielzahl weiterer Symptome anzutreffen, von denen dem "Syndrom des irritablen Colon" in Häufigkeit und Ausprägung eine besondere Bedeutung zukommt. Dominiert das Leitsymptom körperliche und psychische Erschöpfbarkeit die Symptomatik, so ist der Syndrombegriff eines chronischen Müdigkeitssyndroms (chronic fatigue syndrome) von Bedeutung.

Neben den genannten Leitsymptomen gibt auch der Verlauf Hinweise auf eine mögliche einheitliche ätiologische Wurzel. Die Erkrankung hat nach Wolfe (1990) eine Prävalenz von 2 % in der gesamte Bevölkerung, wobei Frauen mit einer Prävalenz von 3,4 % deutlich häufiger als Männer mit 0,5 % betroffen sind. Als charakteristisch für den Verlauf der Erkrankung ist auch ein Anstieg der Prävalenz im höheren Lebensalter bei Frauen anzusehen (Prävalenz von 7 % zwischen dem 60. und 80. Lebensjahr).

Definitionsgemäß stehen bei FMS-Patienten Schmerzen im Bereich des Achsenskeletts sowie an den Extremitäten sowohl ober- als auch unterhalb der Taille und in beiden Körperhälften im Vordergrund. Der Schmerz beginnt lokalisiert und breitet sich von dort im weiteren Verlauf auf den ganzen Körper aus. Bei der klinischen Untersuchung müssen mindestens 11 von 18 definierten druckschmerzhaften, sogenannten Tenderpoints nachweisbar sein.

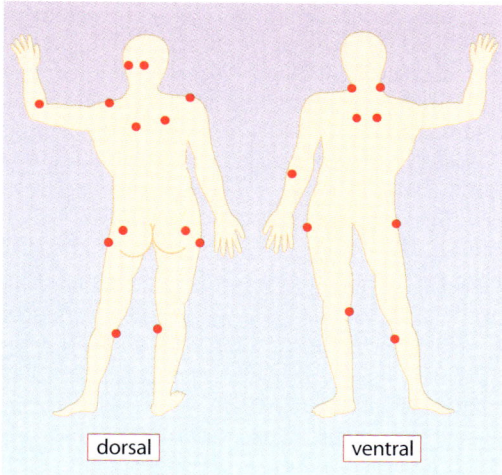

Abb. 9.1: Tenderpoints.

Neben dem generalisierten Schmerz ist die Aggravation durch körperliche Aktivität, Witterungseinflüsse (kalte und feuchte Witterung) sowie psychische Belastungen von Bedeutung. Zahlreiche weitere Symptome können begleitend vorhanden sein (Schlafstörungen, Kopfschmerzen, Reizdarm, Gelenkschwellungen, Parästhesien an den Extremitäten, Dysmenorrhoe, Sehstörungen sowie weitere funktionelle und vegetative Störungen). Häufig wird im Vorfeld der Diagnosestellung Jahre vorher schon eine Vielzahl anderer Diagnosen gestellt, nahezu alle medizinischen Fachdisziplinen können im Einzelfall beteiligt sein (siehe auch

Hoffman 2003). Neben den umfangreichen diagnostischen Maßnahmen und deren ökonomischer Relevanz ist von Bedeutung, daß die Patienten im Verlaufe ihrer "Medizinkarriere" vielfältigen von ihnen als kränkend empfundenen iatrogenen Einflüssen ausgesetzt sind. Dies reicht von stigmatisierend empfundenen rein psychiatrischen Diagnosen bis hin zur Simulationsunterstellung und Fehldiagnosen (z.B. Borreliose etc.). Von besonderer Wichtigkeit ist die Differentialdiagnostik zu psychiatrischen Störungen, denn die therapeutischen Konsequenzen sind unterschiedlich.

Um die in diesem Kontext zu führende differentialdiagnostische Diskussion transparent werden zu lassen, orientiere ich mich in der Verwendung diagnostischer Definitionen an der derzeit gültigen ICD-10.

Um es vorweg zu nehmen, in Bezugnahme auf die ICD-10 ist das Fibromyalgie-Syndrom unter den in Frage kommenden Diagnosen weder den somatoformen Störungen (F45), den depressiven Erkrankungen (F32, F33, F34) noch den Angst- und Anpassungsstörungen (F41, F43, F44) zuzurechnen. Eine adäquate Abbildung findet sich in der F48.0, der Neurasthenie, einem nicht mehr ganz aktuellen Begriff, der im 19. Jahrhundert geprägt wurde (Beard 1869). Aus der ICD-10 ist auch die Anregung zu entnehmen, analog die M79.0 zu verschlüsseln, das Fibromyalgie-Syndrom wird explizit unter dieser ICD-10-Ziffer aufgeführt.

9.1.2. Die psychosomatische Differentialdiagnose

Auch in der Kenntnis bestimmter auf ein organisches Substrat in der Ätiopathogenese der Fibromyalgie hinweisender Befunde ist die Differentialdiagnostik im Kontext psychosomatischer Störungen von besonderer Bedeutung. Da die Unterscheidung von "gesund" und "krank" gerade in diesem Zusammenhang keiner klaren Dichotomie folgen kann, sind diagnostische Überschneidungen durchaus vorstellbar, sind Diagnosen doch nur ein Konstrukt, um der Realität des Patienten möglichst nahe zu kommen.

Erschwert wird die Einordnung psychosomatischer Krankheitsbilder durch eine Fülle unterschiedlichster Terminologien, z.T. mit erheblicher ideologischer Färbung. Orientieren sollten wir uns deshalb an der ICD-10, da sie eine an Symptomkonstellationen orientierte und operationalisierte Diagnose ermöglicht.

Unter F45 werden die somatoformen Störungen zusammengefaßt.

Differentialdiagnostisch sind die F45.0 (Somatisierungsstörung) sowie die F45.4 (anhaltende somatoforme Schmerzstörung) von Bedeutung.

9.1.3. Die Somatisierungsstörung

Bei der Somatisierungsstörung sind multiple, wiederholt auftretende und meist fluktuierende körperliche Symptome vorhanden, die zu vielen Untersuchungen ohne pathologischen Befund und nicht selten auch zu einer ganzen Reihe invasiver Eingriffe führen. Früher wurde die Erkrankung auch als polysymptomatische Hysterie oder auch Briquet-Syndrom bezeichnet. Viele Patienten mit einem Fibromyalgie-Syndrom erfüllen einen Teil dieser Kriterien. In Abgrenzung zur Fibromyalgie handelt es sich bei der Somatisierungsstörung um eine Polysymptomatik ohne einen symptomatischen Schwerpunkt, sondern mit typischerweise häufig wechselnder Organbezogenheit. Bei der Fibromyalgie findet man nahezu durchgehend über den gesamten Krankheitsverlauf die Kardinalsymptome Schmerz und Erschöpfbarkeit. Dies ist bei der Somatisierungsstörung nicht der Fall. Das wechselnde topographische Befundmuster ist typisch. Auch scheint im Verlauf die Fibromyalgie eine hartnäckigere Chronifizierungsneigung aufzuweisen sowie eine typische Altersverteilung mit einem Schwerpunkt bei Frauen um das 60. Lebensjahr. Bei der Somatisierungsstörung findet sich eine gleichmäßigere Altersverteilung.

9.1.4. Die anhaltende somatoforme Schmerzstörung

Bei der anhaltenden somatoformen Schmerzstörung steht als isoliertes Symptom ein anhaltender quälender und schwerer Schmerz im Vordergrund, der durch einen physiologischen Prozeß oder eine körperliche Störung nicht vollständig erklärt werden kann.

Dieser Schmerz tritt in Verbindung mit emotionalen Konflikten oder psychosozialen Problemen auf, die schwerwiegend genug sein sollten, um als entscheidende ursächliche Einflüsse zu gelten.

In der Abgrenzung zur Fibromyalgie ist festzustellen, daß wir bei der Fibromyalgie eine vielfältige körperliche Symptomatik sehen können, die nicht auf das Leitsymptom Schmerz beschränkt ist, wie dies bei der anhaltenden somatoformen Schmerzstörung der Fall ist. Für die Diagnose einer Fibromyalgie ist auch der direkte zeitliche Zusammenhang mit einem erheblichen emotionalen Konfliktpotential nicht von entscheidender Bedeutung. Zwar finden sich bei Fibromyalgie-Patienten häufig erhebliche psychosoziale Einflußfaktoren, die jedoch nicht unbedingt in einem direkten ätiologischen Zusammenhang mit der Krankheitssymptomatik stehen müssen.

9.1.5. Hypochondrie (F45.2)

Bei der Hypochondrie besteht eine beharrliche Beschäftigung mit der Möglichkeit an einer unheilbaren schweren Erkrankung zu leiden, so daß sich der Betreffende ständig mit seiner körperlichen Symptomatik beschäftigt. Normale oder physiologische körperliche Erscheinungen werden von der betreffenden Person als pathologisch wahrgenommen. Entscheidend für die Diagnose ist jedoch die sich aus der Überzeugung, an einer bestimmten Erkrankung zu leiden, ergebende Behinderung, die sich aus der gedanklichen und inhaltlichen Absorption des Patienten mit dieser unkorrigierbaren Überzeugung ergibt. Extreme sind im hypochondrischen Wahn manifest.

Eine Abgrenzung dieser Störung, die in der Nähe der Angsterkrankungen diagnostisch anzusiedeln ist, fällt leicht, auch wenn bei Fibromyalgie-Patienten Sorgen über die Dignität körperlicher Symptome geäußert werden, wenn auch nicht in dieser Absolutheit, Unkorrigierbarkeit und mit Angst besetzt, wie dies bei der Hypochondrie der Fall ist.

9.1.6. Neurasthenie (F48.0)

Die Diagnose einer Neurasthenie wird heute nur noch selten gestellt, obgleich sie nach den Kriterien, wie sie die ICD-10 vorgibt, die höchste Übereinstimmung mit der Fibromyalgie-Diagnose enthält. Charakteristisch für die Neurasthenie sind neben Muskelschmerzen, Schwindelgefühlen, Kopfschmerzen, Schlafstörungen, Reizbarkeit, gastrointestinalen Symptomen eine gesteigerte Ermüdbarkeit nach geistiger oder körperlicher Anstrengung schon geringen Ausmaßes. Eine Abgrenzung zum chronic fatigue syndrom oder zur Fibromyalgie ist nahezu unmöglich. Die Diagnose einer Neurasthenie verdeutlicht im historischen Kontext, daß die Symptome einer Fibromyalgie keine Zivilisationserscheinung sind, sondern über die Zeitgrenzen hinweg eine gewisse Beständigkeit aufweisen und somit auch unter diesem Aspekt eine eigene diagnostische Zuordnung legitimieren.

In der differentialdiagnostischen Abgrenzung gegenüber den aufgeführten Erkrankungen wird deutlich, daß wir Überschneidungen der Symptomatik mit den Symptomen einer Fibromyalgie vorfinden, aber eine eigentliche Deckung nicht zu erkennen ist. Insbesondere die enge ätiopathogenetische Verknüpfung mit emotionalen oder psychosozialen Konflikten läßt sich bei der Fibromyalgie, wie z.B. für die anhaltende somatoforme Schmerzstörung, nicht finden. Die größte Übereinstimmung findet sich zur Neurasthenie, eine diagnostische Bezeichnung, die aktuell nur historische Bedeutung hat.

Aus den differentialdiagnostischen Überlegungen läßt sich ableiten, daß ein rein psychosomatisch angelegtes Ätiologieverständnis der Fibromyalgie der Symptomkonstellation und dem Verlauf nicht gerecht wird. Obgleich sich keine wegweisenden pathologischen Parameter in der klinischen Diagnostik erheben lassen und eine somatisch belegbare Erkrankung somit nicht vorliegt, z.B. Muskelerkrankung usw., sind jedoch Überlegungen aus der Neurobiologie von Interesse, die durchaus eine komplexe Regulationsstörung auf unterschiedlichen organischen Ebenen formuliert.

9.1.7. Myofasziales Schmerzsyndrom

Das Konzept muskulärer Schmerzen, ausgehend von sogenannten muskulären Triggerpunkten, hat sich durch Arbeiten von Travell und Simons durchgesetzt, welche ihren Niederschlag in ihrem Handbuch der Muskeltriggerpunkte finden. In diesem durch seine empirische Sorgfalt und klinische Prägnanz beeindruckenden zweibändigen Handbuch werden ausführlich alle funktionellen und schmerztherapeutisch relevanten Auswirkungen von lokalen schmerzhaften muskulären Verspannungen, den sogenannten Triggerpunkten, beschrieben. Durch Aktivierung dieser muskulären Triggerpunkte kommt es zu einer für den betreffenden Triggerpunkt charakteristischen Schmerzausstrahlung, die durchaus einer radikulären Schmerzausstrahlung ähnelt und damit verwechselt werden kann. Obgleich eine neurophy-

siologische Erklärung einer vom muskulären Triggerpunkt meist weiter entfernt liegenden Schmerzsymptomatik schwer fällt und sich deshalb insbesondere "dogmatisch" angelegte Kollegen mit der Akzeptanz dieses Phänomens schwer tun, obliegt es der Sorgfalt des klinisch tätigen Arztes, diese Triggerpunkte im Interesse seines Patienten therapeutisch zu nutzen. Die einfache intramuskuläre Lokalanästhesie in einen solchen als druckdolent identifizierten Triggerpunkt und die erstaunlichen positiven therapeutischen Effekte, die sich hierdurch erzielen lassen, motivieren den Arzt dieses einfache Untersuchungsprocedere in seinen Untersuchungsgang und sein differentialtherapeutisches Procedere mitaufzunehmen (siehe Travell und Simons 1998 und 2000).

9.1.8. Das neurobiologische Schmerzschwellenkonzept

Handelt es sich bei der Fibromyalgie um eine neurobiologisch determinierte Störung der Schmerzwahrnehmung? Haben sich durch langjährig einwirkende psychosoziale Stressoren Veränderungen in der Regulation der Schmerzwahrnehmung eingestellt und darüber hinaus noch andere Veränderungen in der körperlichen Wahrnehmung und Funktion induziert? Ist die Fibromyalgie nichts anderes als das Endstadium einer chronischen Streßeinwirkung bei entsprechend prädisponierten Patienten?

Es würde den Rahmen dieser kleinen Abhandlung sprengen, auf die Vielfalt der neurobiologischen Befunde einzugehen, die die oben aufgeworfenen Fragen positiv beantworten. Diesbezügliche Übersichten finden sich bei Mense (2000) sowie Parker et al. (2001).

Störungen der neuroendokrinen Regulation, insbesondere der Hypothalamus-Hypophysen-Nebennierenrinden-Achse, des Neurotransmitterstoffwechsels, verschiedener Neuropeptide und Entzündungsmediatoren deuten darauf hin, daß die Schmerzwahrnehmung generell bei diesen Patienten erhöht zu sein scheint. Störungen im Bereich der deszendierenden Bahnen (mit den beteiligten Neurotransmittern Serotonin und Noradrenalin) mit einer verminderten schmerzinhibierenden Einwirkung auf das Hinterhornneuron führen uns zur einzigen pharmakotherapeutischen Option, für die es eine evidenzbasierte Grundlage gibt: den Antidepressiva.

9.1.9. Multimodales Schmerzkonzept mit unterstützender Pharmakotherapie

Die vielfältigsten Modellvorstellungen zur psychodynamischen Entwicklung in der Ausprägung einer Fibromyalgie existieren. Ohne diese im Detail darstellen zu wollen und zu können, scheint es jedoch von klinischer Bedeutung zu sein und auch durch die klinische Erfahrung bestätigt, daß bei den Betroffenen ein hohes Maß an Angepaßtsein und hohe Ich-Ideale und Ansprüche vorliegen ("Ich muß alles perfekt machen und möglichst allen Leuten recht"), gepaart mit ausgeprägter Aggressionshemmung. Dieses sehr verallgemeinernde und modellhaft skizzierte "Psychogramm" der Fibromyalgie bedarf sicherlich der differenzierten Ergänzung und Erweiterung, trifft jedoch bei vielen Patienten das Kernproblem. Die mit dieser inneren Grundhaltung potentiell einhergehende Muskeltonuserhöhung kann sich zur Grundlage eines zunächst lokalen, dann generalisierten Schmersyndroms entwickeln. Die Patienten stehen "ständig unter Strom", anknüpfend an diese Hypothese ist auch festzustellen, daß eine hohe Komorbidität mit Störungen des Lipidstoffwechsels vorliegt (Hoffmann 2003).

Neben edukativen Therapieschritten mit Aufklärung über die Hypothesen zur Erkrankungsätiologie einschließlich des Hinweises auf möglicherweise spezifische psychosoziale Komponenten kann eine verhaltenstherapeutisch ausgerichtete Psychotherapie mit klar definierten Zielvorgaben, die sich aus dem biographischen Kontext des Patienten ergeben, sinnvoll sein.

Physikalische Therapie sollte den überzogenen Leistungsansprüchen und gegebenenfalls Selbstüberforderungstendenzen der Patienten gerecht werden. Somit empfiehlt es sich von herkömmlichen auf Kraft und Ausdauer gerichtete Verfahren weg hin zu Muskeltonus lösenden Therapieangeboten Gebrauch zu machen. Eine Kombination mit Entspannungsverfahren ist sinnvoll. Ergänzende physikalische Therapieverfahren, die diesen Entspannungseffekt unterstützen, sind sinnvoll (Wärmeanwendung etc.).

9.1.10. Antidepressiva

Aus einer Übersicht von Fishbain (2000) ist ersichtlich, daß sich aus der überwiegenden Anzahl kontrollierter Studien mit trizyklischen Antidepressiva ein signifikanter therapeutischer Effekt auf die Schmerzausprägung bei Fibromyalgie-Patienten ableiten läßt. Es fällt auch hier auf, daß die Serotonin-Wiederaufnahmehemmer (SSRI) keinen entscheidenden Effekt erreichen, falls keine Begleitdepression vorliegt.

Somit sind die klassischen Trizyklika Mittel der Wahl in der in der Schmerztherapie üblichen niedrigen Dosierung, als Alternative bieten sich wegen der ausgesprochen besseren Verträglichkeit moderne dual, d.h. serotonerg und noradrenerg, wirksame Antidepressiva, wie z.B. das Mirtazapin (Remergil Sol Tab®) an. Obgleich keine kontrollierten Studien diesbezüglich vorliegen, sind die Erfahrungen des Autors mit dieser Substanz bestens. Neben einer initial auch parenteralen Verabreichung ist eine Zieldosis von 15 mg ausreichend. In diesem Dosisbereich sind auch die schlafanstoßende Wirkung sowie die sedierende Komponente von Mirtazapin vorteilhaft.

Erweitert wurden die therapeutischen Möglichkeiten, wie in Kap. 7. schon dargelegt, auch durch den Einsatz von Duloxetin (Cymbalta) in einer Dosierung von bis zu 120 mg/die, eine überzeugende Studie wurde von Arnold diesbezüglich vorgelegt (siehe Arnold et al. 2004). Auch für den Einsatz von Venlafaxin (Sayar et al. 2003) gibt es entsprechend positive Erfahrungen.

Eine Alternative kann auch die Gabe des Calcium-Kanal-Blockers Pregabalin sein (Crofford et al. 2005), wie eine umfangreiche Studie darlegen konnte.

9.1.11. Analgetika

Für alle weiteren in Frage kommenden Analgetika und Muskelrelaxantien ist die Datenlage sehr dürftig. Unter Berücksichtigung der ausgeprägten Schmerzsymptomatik und der sich hieraus ergebenden erheblichen Einschränkung der Lebensqualität ist ein Therapieversuch mit den herkömmlichen Antiphlogistika, aber auch Opioiden, gerechtfertigt, sofern die Prinzipien einer analgetischen Pharmakotherapie beachtet werden (Schmerztagebuch, zeitkontingente Medikation, bei Opioiden retardierte Präparationen).

 Kasuistik Fibromyalgie

• Patientin M.J., weiblich, 53 Jahre

■ Anamnese

Aktuell zum Untersuchungszeitpunkt berichtet die Patientin über belastungsabhängige Schmerzen im Bereich von HWS und LWS, z.T. mit pseudoradikulärer Ausstrahlung sowie über witterungsabhängige Knie- und Hüftgelenksschmerzen. Darüber hinaus insbesondere morgens "Schmerzen überall", die gesamte Muskulatur betreffend.

Den Beginn ihrer Schmerzsymptomatik datiert die Patientin 10 Jahre zurück mit bis dato langsamer und sich auf nahezu alle Körperregionen ausdehnender Generalisierung.

Seit ca. 3 Jahren seien begleitend paroxysmal auftretende Angstzustände ohne konkreten Objektbezug aufgetreten, begleitet von z.T. erheblichen vegetativen Symptomen, wie Herzrasen, Schwitzen und Übelkeit mit Erbrechen.

Den Tod des Ehemannes vor 4 Jahren an einem Malignom hätte die Patientin schlecht verarbeitet und berichtet über seit dieser Zeit anhaltende depressive Verstimmungszustände sowie eine anhaltende physische und psychische Erschöpfbarkeit.

In der weiteren Anamnese ist eine Colitis ulcerosa anzuführen, seit 5 Jahren jedoch keine entzündliche Aktivität mehr gastrointestinal nachweisbar. Allenfalls postprandiale gastrointestinale "Krämpfe" im Bereich des linken Oberbauches treten noch auf.

Weiterhin bekannt sind eine arterielle Hypertonie sowie eine Hypercholesterinämie, beide jeweils medikamentös gut kompensiert.

Umfangreiche sowohl laborchemische als auch radiologische Zusatzdiagnostik hätten bislang keinen pathologischen Befund erbracht, der ihre generalisierten Schmerzen erklären könnte. Sie fühle sich verkannt und habe den Eindruck, daß man sie als Simulantin ansehe. In der Kernspintomographie von HWS und LWS hätte man Bandscheibenvorfälle feststellen können und sie hätte sich auch operieren lassen, wenn nicht ihr Neurologe und auch der Orthopäde davon abgeraten hätten.

Hinsichtlich der psychosozialen Anamnese von Relevanz ist die seit 1,5 Jahren übernommene Pflege der multimorbiden Mutter im häuslichen Umfeld zu nennen. Ihre drei Kinder seien nicht mehr zu Hause wohnhaft. Sie selbst habe nie einen Beruf erlernen können, da sie frühzeitig einer Erwerbstätigkeit habe nachgehen müssen.

■ Befund

Generalisierte muskuläre Druckdolenz, insbesondere auch im Bereich der "tenderpoints", keine auf einen peripheren Nerven, eine Nervenwurzel oder eine zentrale Lokalisation zu beziehenden Ausfälle. Allenfalls geringgradige funktionelle Einschränkungen bei paravertebralem Muskelhartspann im Bereich der LWS, "Pseudo-Lasegue" mit Angabe lumbaler Schmerzen ohne Hinweise auf einen Wurzeldehnungsschmerz bds. bei 60 Grad. Subjektive Angabe von Kribbelparästhesien im Bereich der lateralen Oberschenkelaußenseite bds. ohne peripheres oder radikuläres Verteilungsmuster.

■ Diagnose

• Fibromyalgie

Aufgrund der sich prozeßhaft entwickelnden generalisierten myofaszialen Schmerzsymptomatik in Verbindung mit weiteren Symptomen der Erschöpfbarkeit, depressiver Verstimmung sowie funktioneller gastrointestinaler Beschwerden ist diagnostisch der Syndrombegriff der Fibromyalgie zutreffend.

■ Therapie und Verlauf

Die bislang ohne wesentlichen Effekt auf die Schmerzausprägung eingenommene Medikation (Diclofenac bei Bedarf, Tramal Trpf., Tetrazepam) wurde umgestellt auf zeitkontingente Einnahme eines mittelpotenten Opiates (Tramadol retard 2x100 mg) sowie Amitriptylin 25 mg zur Nacht. Hierunter zeigte sich eine Verbesserung des Schlafprofils, auch eine Minderung der belastungsabhängigen Schmerzen im Bereich der Wirbelsäule um mehr als 50 %. Die Patientin klagte jedoch über erhebliche Mundtrockenheit sowie "Kollapsneigung" im Sinne einer orthostatischen Hypotension.

Nach Umstellung von Amitriptylin auf Mirtazapin Tbl. (Remergil Sol Tab) 15 mg nach 2 Wochen deutliche Stimmungsverbesserung sowie weiterhin Schmerzlinderung. Die beklagten Panikzustände sowie die funktionellen gastrointestinalen Beschwerden hatten sich nach der zusätzlichen Gabe von Mirtazapin fast gänzlich zurückgebildet.

Unter der Gabe von Mirtazapin kam es jedoch zu einer Gewichtszunahme von 6 kg, so daß die Patientin die Medikation selbstständig absetzte. Hierunter erneute Schmerzexazerbation, die die Gabe eines hochpotenten Opiates notwendig machte mit allerdings nicht sehr überzeugendem Erfolg (Oxycodon 2 x 20 mg/die).

Erst die Gabe von Duloxetin, zunächst in einer Dosierung von 30 mg, sukzessive erhöht auf 120 mg/die, morgens sowie mittags jeweils 60 mg, führten zu einer anhaltenden Besserung von Schmerzen und Stimmung. Sodann wurde in Folge der bestehenden Schlafstörungen Mirtazapin in einer Dosierung von 15 mg zur Nacht verordnet, eine persistierende Gewichtszunahme von insgesamt 3 kg wurde von der Patientin toleriert, das Opiat konnte abgesetzt werden.

Die von der Patientin beklagte gastrointestinale Beschwerdesymptomatik wurde gleichfalls nicht mehr beklagt, offensichtlich hat sich diesbezüglich die Kombination von Duloxetin mit Mirtazapin positiv ausgewirkt.

Literatur

Berg, P.A.: Chronisches Müdigkeits- und Fibromyalgiesyndrom. Springer 2003

Wolfe, F., Smythe, H.A., Yunus, M.B. et al.: The American college of Rheumatology 1990 criteria for the classification of fibromyalgia: Report of the multicentre criteria committee. Arthritis Rheum 33:160-172

Hoffmann, Axel: Diagnostik und Therapie des chronischen Müdigkeitssyndroms und des Fibromyalgiesyndroms. pp. 59-75 Aus Berg, P.A.: Chronisches Müdigkeits- und Fibromyalgiesyndrom. Springer 2003

Beard, G.M.: Neurasthenia of nervous exhaustion. Boston Med. Surg. 1869 : 217-220

Parker, A.J.R., Wessely, S. and Cleare, A.J.: The neuroendocrinology of chronic fatigue syndrome and fibromyalgia. Psychological Medicine, 2001, 31 1331-1345

Mense, S.: Neurobiological concepts of fibromyalgia - the possible role of descending spinal tracts. Scand J Rheumatol 2000; 29 Suppl 113: 24-9

Fishbain, D.: Evidence-based data on pain relief with antidepressants. Ann Med 2000; 305-316

Travell, J.G. und Simons, G.D.: Handbuch der Muskeltriggerpunkte, Band I und II, 1998, 2000, Urban & Fischer

Arnold LM, Lu Y, Crofford LJ, Wohlreich M, Detke MJ, Iyengar S, Goldstein DJ. A double-blind, multicenter trial comparing duloxetine with placebo in the treatment of fibromyalgia patients with or without major depressive disorder. Arthritis Rheum. 2004 Sep;50(9):2974-84

Crofford LJ, Rowbotham MC, Mease PJ, Russell IJ, Dworkin RH, Corbin AE, Young JP Jr, LaMoreaux LK, Martin SA, Sharma U; Pregabalin 1008-105 Study Group. Pregabalin for the treatment of fibromyalgia syndrome: results of a randomized, double-blind, placebo-controlled trial. Arthritis Rheum. 2005 Apr;52(4):1264-73

Sayar K, Aksu G, Ak I, Tosun M. Venlafaxine treatment of fibromyalgia. Ann Pharmacother. 2003 Nov;37(11): 1561-5

9.2. Chronischer Kopfschmerz

9.2.1. Migräne und Spannungskopfschmerz - die beiden Enden eines Kontinuums?

Kopfschmerzen gehören zu den häufigsten Gesundheitsstörungen des Menschen, wobei sekundäre Kopfschmerzformen, bei denen man eine faßbare Ursache findet, selten sind. Auch die immer wieder anzutreffende Mär, daß eine arterielle Hypertonie Kopfschmerzen verursacht, ist ins Reich der Fabel zu verweisen. Sekundäre Kopfschmerzformen sind meist schon an der Anamnese zu erkennen, sei es durch ein perakutes Auftreten mit Meningismus, wie bei der Subarachnoidalblutung oder der Meningitis oder durch einen progredienten Verlauf wie bei raumfordernden Hirnprozessen.

Neben der exakten Differentialdiagnose des akuten Kopfschmerzsyndroms stellt jedoch der chronische Kopfschmerz sowohl hinsichtlich der diagnostischen Einordnung als auch hinsichtlich der therapeutischen Beeinflußbarkeit eine Herausforderung dar. Denn auch wenn uns die Internationale Kopfschmerzgesellschaft ein seit 1988 gültiges und international anerkanntes Klassifikationsschema vorgelegt hat, bereitet die diagnostische Einordnung langjährig chronifizierter Kopfschmerzen Schwierigkeiten, auch unabhängig von einem komplizierenden Medikamentenabusus.

Neben durchaus der Migräne zuzuordnenden anfallsartigen Kopfschmerzanteilen mit vegetativer Begleitsymptomatik findet sich eine Dauerkopfschmerzkomponente von eher dumpf-drückendem Charakter sowie häufig noch eine komplizierende myofasziale Schmerzkomponente, die über den HWS-Bereich hinausgehen kann. Begleitende affektive Auffälligkeiten und eine belastungsabhängige Verlaufskomponente können das Bild abrunden, auch das typische Auftreten der Kopf-schmerzsymptomatik in Entspannungsphasen ist hier zu nennen. Die vielfältigen Hypothesen zur Pathophysiologie der Migräne und der weiteren Kopfschmerzsyndrome sollen jetzt nicht Gegenstand dieser Darstellung sein, jedoch einige pathogenetisch relevante Aspekte im Zusammenhang mit Affektstörungen kommentiert werden. Die phänomenologische Vielfalt chronischer Kopfschmerzsyndrome läßt die Hypothese nachvollziehbar erscheinen, daß möglicherweise die Migräne und der Spannungskopfschmerz vielfach sich in der Symptomatik überschneiden und nicht zu differenzieren sind. Der Begriff des Kombinationskopfschmerzes hat sich deshalb klinisch eingebürgert, auch wenn er in streng klassifikatorischer Hinsicht sicherlich nicht angestrebt wird. Doch die klinische Realität hält sich in aller Regel nicht an Klassifikationen. Dennoch ist auch bei diesen "Grenzgängern" der Versuch einer Differenzierung lohnenswert, erleichtert er doch die Kommunikation und therapeutische Entscheidungen.

9.2.2. Die Migräne - Eine Reizüberflutungserkrankung?

Auch wenn man in früheren Zeiten die Migräne sehr nahe den hysterischen Störungen zuordnete und eine gravierende psychosomatische Komponente unterstellte, so ist doch heute allgemein akzeptiert, daß eine erhebliche genetische Basis für die Symptomatik verantwortlich ist. Neurophysiologische Untersuchungen deuten darauf hin, daß bei Migränepatienten eine Störung der Reizverarbeitung vorliegen könnte. Migränepatienten habituieren sehr viel schlechter an einen konstanten Reiz als gesunde Kontrollpersonen. Diese verstärkte Perzeptionsfähigkeit für Außenreize und möglicherweise auch innerpsychische Stressoren führen möglicherweise zur Dekompensation ("Erschöpfung") eines endogenen Schmerzhemmsystems im Bereich des Hirnstamms mit Aktivierung eines hypothetischen Migränegenerators. Klinisch korrelieren diese pathophysiologischen Vorstellungen sehr gut mit psychodynamischen Überlegungen, daß der Patient nun durch die eigentliche Migräneattacke "zur Ruhe gezwungen wird", die Photo- und Phonophobie sind Ausdruck dieses eigentlichen Schutzbedürfnis des Zentralnervensystems vor Außenreizen. Vor diesem Hintergrund erklärt

sich auch der erfolgreiche verhaltenstherapeutische Ansatz, seiner eigenen Belastbarkeit kontrollierbare Grenzen zu setzen und in Umgang auf allen Ebenen "Reizüberflutungsprophylaxe" zu betreiben.

Bei dieser Dekompensation von Schmerzkontrollmechanismen im Bereich des Hirnstamms kommt dem Neurotransmitter Serotonin eine bedeutende Funktion zu. Das sogenannte trigeminovaskuläre System wird aktiviert. Hierunter versteht man die netzartige Verflechtung der meningealen Gefäße mit Ausläufern von nozizeptiven C-Fasern, die dem ersten Ast des Nervus trigeminus, dem N. ophthalmicus zuzuordnen sind. Diese Fasern können nun über eine vom Mittelhirn ausgehende Aktivierung efferente Funktionen wahrnehmen und durch die Freisetzung von vasoaktiven und exzitatorischen Neuropeptiden eine "neurogene Entzündungsreaktion" unterhalten. Die rein vaskuläre Hypothese einer alleinigen Vasodilatation meningealer Gefäße als Ursache des zumeist pochenden Migränekopfschmerzes ist überholt und allenfalls als Teilkomponente des Gesamtpathomechanismus zu betrachten. Die bei 10 % aller Migräneanfälle zu beobachtende Aura als dem Migränekopfschmerz vorausgehendes und ca. eine halbe Stunde anhaltendes reversibles neurologisches Defizit wird pathogenetisch spekulativ und auf experimentellen Befunden beruhend diskutiert, ist jedoch von weitgehend fehlender therapeutischer Relevanz.

9.2.3. Das Serotonin - Der Migränestoff?

Sowohl in der Schmerzkontrolle im Bereich der vom Hirnstamm ausgehenden deszendieren antinozizeptiven Bahnen (Raphekerne in der Formatio reticularis) als auch im "Schmerzkoordinationszentrum bzw. Migränegenerator" im Hirnstamm selbst kommt dem Serotonin eine tragende Bedeutung zu. Als Neurotransmitter verfügt Serotonin (5-HT) im Vergleich mit allen anderen Neurotransmittern über eine Vielfalt an unterschiedlichen Rezeptoren. Eine auf pharmakologischen Eigenschaften und z.T. auf molekularbiologischer Identifikation beruhende Klassifikation unterteilt die Serotoninrezeptoren in die Typen 5-HT-1 bis 5-HT-7, eine weitere jeweilige Subtypisierung ist möglich.

Die in der Akuttherapie erfolgreichen Triptane sind 5-HT-1B/1D-Agonisten. Der 5-HT-1B-Rezeptor scheint Bedeutung für die Plasmaextravasation und Konstriktion der Blutgefäße zu haben, die Aktivierung des 5-HT-1D-Rezeptors kann die Freisetzung von Neuropeptiden an den Nervenendigungen der Blutgefäße verhindern und damit die neuronale Aktivität des Trigeminuskerns im Ponsbereich des Hirnstamms beeinflussen (Buzzi und Moskowitz 1992). Was in der Akuttherapie Bedeutung für die Eindämmung des neurovaskulären Pathomechanismus hat, ist offensichtlich auch für die Migräneprophylaxe von Bedeutung. Denn in der Migräneprophylaxe haben auch Serotonin-Antagonisten eine Bedeutung, Methysergid als Mutterkornalkaloid, Pizotifen und Ritanserin sind potente 5-HT-Rezeptor-Antagonisten. Dieser von der kombinierten serotonerg/noradrenergen Wiederaufnahmehemmung unabhängige Mechanismus erklärt auch die Wirksamkeit von Amitriptylin als Migräneprophylaktikum (Fozard et al. 1994). Auch Amitriptylin ist ein 5-HT-2-Antagonist. Neben dieser theoretischen Grundlegung sind auch die klinischen Daten zum Einsatz von Amitriptylin so gut, daß die amerikanische Kopfschmerzgesellschaft Amitriptylin als Migräneprophylaktikum der 1. Wahl empfiehlt, und man diese Empfehlung auch sicherlich bald in Deutschland übernehmen wird (siehe unter *www.ahsnet.org*, der Webseite der amerikanischen Kopfschmerzgesellschaft). In einer aktuellen Übersicht zweier international renommierter Migräneexperten zur medikamentösen Migräneprophylaxe werden Propranolol, Amitriptylin und Valproinsäure als Medikamente der ersten Wahl bezeichnet (Silberstein und Goadsby 2002, Punay und Couch 2003). Ganz deutlich wird auch in allen Empfehlungen zum Ausdruck gebracht, daß selektive Serotonin-Wiederaufnahmehemmer in der Prophylaxe der Migräne keinen Stellenwert haben. Deshalb ist der Blick ausgerichtet auf neuere Antidepressiva mit einem "Amitriptylin-Profil" aber geringeren Nebenwirkungen.

Inwiefern unter den modernen Antidepressiva auch Mirtazapin, welches u.a. in der Migräneprophylaxe wichtige 5-HT-2-antagonistische Eigenschaften aufweist, eine therapeutische Funktion übernehmen kann, bleibt aufgrund fehlender Studien offen. Eigene klinische Erfahrungen und Kasuistiken (Levy 2003) legen eine dem Amitriptylin

gleichwertige therapeutische Wirkung nahe bei weitaus geringeren Nebenwirkungen und dies unabhängig von einer bestehenden Begleitdepression.

Hinsichtlich zukünftiger Medikamente zur Migräneprophylaxe ist zu verweisen auf das in dieser Indikation 2005 neu zugelassene Antikonvulsivum Topiramat, aber auch die neueren Antidepressiva wie das Duloxetin und Venlafaxin sind sicherlich in Zukunft wegweisende therapeutische Alternativen. Dieser Nachweis bleibt jedoch zukünftigen klinischen Studien vorbehalten.

9.2.4. Spannungskopfschmerz - nur muskuläre Spannung?

Die Bezeichnung "Spannungskopfschmerz" hat historische Hintergründe, denn die in früheren Vorstellungen verbreitete Auffassung, daß der muskuläre Tonus perikranieller oder paravertebraler Muskeln im HWS-Bereich wesentlich zur Kopfschmerzsymptomatik beiträgt, läßt sich in dieser Form nicht mehr aufrechterhalten. Dennoch hat sich die Bezeichnung des Spannungskopfschmerzes gehalten, da man damit einen vom Charakter eher dumpf-drückenden und zumeist holokraniellen Nicht-Migränekopfschmerz typischerweise so bezeichnen kann. Leider ist die Kenntnis über den Pathomechanismus des Spannungskopfschmerzes sehr gering, psychosozialen Einflußfaktoren kommt ein hohes Gewicht zu. Die Verlaufsunterteilung in eine episodische und eine chronische Form hat therapeutische Bedeutung. Die international gültigen therapeutischen Empfehlungen sind gleichlautend (siehe auch *www.dmkg.org*, die Webseite der Deutschen Migräne und Kopfschmerzgesellschaft) sowohl hinsichtlich der Akuttherapie als auch Prophylaxe.

Die Spannungskopfschmerzprophylaxe ist eindeutig dominiert durch das Amitriptylin. Wie bei der Migräne ist auch in der Prophylaxe des chronischen und episodischen Spannungskopfschmerzes festzustellen, daß die SSRI keine Wirksamkeit besitzen. Begleitende verhaltenstherapeutisch orientierte Therapieansätze sowie Entspannungsverfahren sind angezeigt.

Literatur

Headache Classification Committee of the international Headache Society: Classification and diagnostic criteria for headache disorders, cranial neuralgias and facial pain., Cephalgia 1988; 8 (Suppl 7): 1-96

Buzzi, M.G., Mokowitz, M.A.: The trigemino-vascular system and migraine. Pathol Biol Paris 1992; 40: 313-7

Fozard, J.R., Kalkman, H.O.: 5-Hydroxytryptamine (5-HT) and the initiation of migraine: new perspectives. Naunyn Schmiedeberg´s Arch. Pharmacol 350: 225-229. 1994

Levy, E., Margolese, H.C.: Migraine headache prophylaxis and treatment with low-dose mirtazapine. Int Clin Psychopharmacol 2003 18(5): 301-3

Silberstein, S.D., Goadsby, P.J.: Migraine: preventive treatment. Cephalalgia. 2002. 22(7): 491-512

Punay, N.C., Couch, J.R.: Antidepressants in the treatment of migraine headache. Curr Pain Headache Rep. 2003 7 (1): 51-4

Martin-Araguz, A., Bustamante-Martinez, C., de Pedro-Pijoan, J.M: Treatment of chronic tension type headache with mirtazapine and amitriptyline. Rev Neurol 2003, 16 -31; 37(2): 101-5

9.3. Rückenschmerz und Depression

9.3.1. Komorbidität von Rückenschmerz und Depression

Es ist ein seit langem bekannter epidemiologischer Befund, daß chronische Schmerzzustände, u.a. auch chronische Rückenschmerzen, und depressive Verstimmungszustände eine erhöhte Komorbidität zeigen, wobei die diesbezüglichen Angaben in Abhängigkeit von den verwendeten Diagnosekriterien stark variieren können. Sowohl sekundäres Schmerzerleben bei Depressionen (Stichwort: somatisierte Depression, larvierte Depression, anhaltende somatoforme Schmerzstörung) als auch reaktive depressive Zustände unterschiedlichster Ausprägung sind hier zu nennen (Knorring et al. 1983).

Daß die emotionale Befindlichkeit zum Zeitpunkt eines akuten Rückenschmerzes oder auch postoperativ nach einem Eingriff an der Wirbelsäule von erheblicher prognostischer Bedeutung ist, läßt sich aus den Untersuchungen von Hasenbring (2) entnehmen.

Die herkömmliche Vorstellung jedoch, daß eine antidepressive Pharmakotherapie chronischer Schmerzzustände den sich gegenseitig verstärkenden Circulus vitiosus aus Angst, muskulärer Verspannung, Schmerz und Depression durchbre-

chen und damit therapeutisch wirksam werden könnte, muß man als alleinigen analgetischen Wirkmechanismus antidepressiv wirksamer Pharmaka verneinen, da sie auch bei nichtdepressiven Patienten, und dies schon in sehr viel niedrigerer Dosierung als bei der Depressionsbehandlung und schon nach kürzerer Zeit, wirksam sind.

9.3.2. Sind Antidepressiva wirksam bei "chronic low back pain"?

Antidepressiva verfügen über ein autochthones analgetisches Wirkprinzip, obgleich man diesen Substanzen immer noch den Stellenwert eines Adjuvans in der Schmerztherapie zuerkennt (z.B. im WHO-Stufenschema der Tumorschmerztherapie) und obgleich in sehr vielen Indikationen (neuropathischer Schmerz, Fibromyalgie und myofasziale Schmerzsyndrome, atypischer Gesichtsschmerz, chronic low back pain) placebokontrollierte Studien die Wirksamkeit als Mittel der ersten Wahl belegen, unabhängig von begleitender depressiver Komorbidität.

Aus einer Übersichtsarbeit von David Fishbain (2000) ist ersichtlich, daß in mehreren kontrollierten Studien die Wirksamkeit von Antidepressiva bei "chronic low back pain" belegt werden konnte. Isolierte Serotonin-Wiederaufnahmehemmer (SSRI), wie z.B. Paroxetin, zeigten hierbei keine Signifikanz, vielmehr kombinierte noradrenerg/serotonerg wirksame Substanzen, z. B. Amitriptylin.

Bei Rückenschmerzen, insbesondere mit chronifiziertem Verlauf handelt es sich in der ätiologischen Analyse um ein sehr komplexes pathogenetisches Wirkgefüge, so daß ein monokausal orientierter Erklärungsversuch mißlingen muß. Diese Gegebenheiten werden auch ersichtlich in der recht unpräzisen diagnostischen Formulierung "chronic low back pain", welche in den durchgeführten Studien verwendet wird.

Die klinische Einteilung der sich hinter "chronic low back pain" verbergenden Ätiologie führt uns zu folgender Einteilung:

- 1. Mechanische oder statische (Hypermobilität, myofasziale) Faktoren führen auf der Grundlage degenerativer Wirbelsäulenveränderungen zu funktionellen Defiziten mit Schmerzen, psychosoziale Einflußfaktoren sind von erheblicher Bedeutung.

- 2. Bei beteiligter oder im Vordergrund stehender radikulärer Läsion determinieren neuropathische Schmerzen mit nozizeptiver Komponente (diskogen, Postnukleotomie-Syndrom, knöcherne Kompression) den Schmerzcharakter und die Schmerzausprägung.

Diese hinsichtlich ätiologischer Faktoren sicherlich nicht vollständige Erfassung des Phänomens "chronischer Rückenschmerz" zeigt die Komplexität der beteiligten Faktoren auf, die durch eine eng gefaßte kausale Betrachtungsweise nicht zu erfassen sind und damit auch nicht in eine adäquate Therapie einmünden können. Die leider immer noch sehr verbreitete Fixierung auf die bildgebende Diagnostik, insbesondere der Schnittbildverfahren, vergrößert das therapeutische Problem nur noch mehr, da zum einen die isolierte Morphologie die Schmerzursächlichkeit kausal nicht erfassen kann und funktionelle Aspekte unberücksichtigt bleiben. Daß auch gesunde und schmerzfreie Patienten eine Chance von 1:4 einer operationswürdigen Bandscheibenveränderung im MRT zeigen, darauf weisen Boden et al. (1990) in einer sehr schönen klinisch orientierten Arbeit eindrucksvoll hin.

Um therapeutisch ein komplexes Problem angehen zu können, ist es notwendig, allgemeine Mechanismen der Schmerzwahrnehmung oder Schmerzkontrolle zu beeinflußen, die bei chronifizierten Rückenschmerzen auch häufig nicht mehr am Ort des peripheren Geschehens aufzufinden sind, sondern in unserem Zentralnervensystem ein verhängnisvolles Eigenleben führen können (Stichwort: Schmerzgedächtnis).

Literatur

1. Knorring, L. von, Perris, C., Eisenmann, M., Perris, H.: Pain as a symptom in depressive disorders. Pain 15: 19 - 26 (1983)

2. Hasenbring, M.: Predictors of efficacy in treatment of chronic low back pain. Current opinion in Anaesthesiology 11: 553 - 558 (1998)

3. Fishbain, D.: Evidence-based data on pain relief with antidepressants. Ann. Med. 32: 305 - 316 (2000)

4. Boden, S.D., Davis, D.O., Dina, T.S. et al.: Abnormal magnetic scans of the lumbar spine in asymptomatic subjects. J Bone Joint Surgery Am 72: 403 - 408 (1990)

5. Basbaum, A.I. and Fields, H.L.: Endogenous pain control systems: brainstem spinal pathways and endorphin circuitry. Annu. Rev. Neurosci. 7: 30 - 333 (1984)

9.4. Neuropathischer Schmerz - ein Syndrom mit vielen Ursachen!

9.4.1. Ein Begriff sorgt für Verwirrung

Die Diagnose "neuropathischer Schmerz" wird leider immer noch reduziert auf Schmerzzustände, die von Polyneuropathien ausgehen. Daß die im deutschen Sprachgebrauch synonym benutzte Bezeichnung "Neuropathie" als Ausdruck einer peripheren Nervenläsion Eingang in die Benennung dieses sehr viel umfassenderen Schmerzsyndroms gefunden hat, liegt in der in englischer Sprache formulierten international gültigen Definition neuropathischer Schmerzen begründet, wie sie von einer Arbeitsgruppe der Internationalen Gesellschaft zum Studium des Schmerzes 1996 gegeben wurde. Gemeint sind chronische Schmerzen, die nach Schädigung *peripherer und zentraler* nozizeptiver Systeme entstehen in der Abgrenzung zum sogenannten "nozizeptiven Schmerz", bei dem ein Gewebetrauma zur Schmerzwahrnehmung führt, bei dem die schmerzverarbeitenden nozizeptiven Strukturen jedoch intakt bleiben. Im deutschen Sprachgebrauch wäre die Bezeichnung "neurogener Schmerz" möglicherweise sehr viel nachvollziehbarer, würde er doch, nicht wie durch die Eindeutschung von "neuropathic pain" geschehen, auch z.B. eine Läsion im Bereich des ZNS als Ursache eines neuropathischen Schmerzgeschehens transparenter werden lassen.

9.4.2. Vom Nozizeptor bis zur Großhirnrinde

Das anatomisch-topische Substrat eines neuropathischen Schmerzsyndroms kann somit in einer Läsion im Bereich der peripheren schmerzleitenden Fasern bis hin zu zentralen schmerzverarbeitenden Strukturen unseres Rückenmarks oder Großhirns liegen. Ausgehend von dieser anatomischen Grundlage lassen sich nun ätiologische Faktoren in der Differentialdiagnostik unterscheiden (siehe Tab 9.1).

Es ist leicht nachvollziehbar, daß eine Läsion des schmerzverarbeitenden Systems selbst hartnäckige Beschwerden mit hoher Chronfizierungsneigung auslösen kann, insbesondere wenn komplizierend bei dem Patienten ein konfliktbeladenes psychosoziales Umfeld Bestand hat. Auch verstärkende und den Schmerz unterhaltende efferente Einflüsse von seiten des sympathischen Nervensystem können den Schmerz aufrechterhalten und verstärken (Sudeck-Syndrom, Zosterneuralgie), so daß hier durchaus auch eine invasivere Sympathikolyse (z.B. Grenzstrangblockade) ihren Stellenwert hat.

Chronifizierungsmechanismen auf peripherer und zentraler Ebene führen dazu, daß neuropathische Schmerzzustände, wenn sie nicht sofort und suffizient behandelt werden, sich in ihrer Schmerzausprägung verstärken (z.B. "wind-up-Phänomen" in der Hinterhornzelle als modellhaftes Korrelat) und sich unabhängig vom primär auslösenden Reiz verselbständigen (z.B. Veränderung von Membran- und Rezeptoreigenschaften mit hyperexzitatorischen Auswirkungen für die nozizeptive Reizverarbeitung, etc.).

Wenn man z.B. durch leichte oberflächliche Berührung der Haut mit einem Watteträger, in der Untersuchungssituation oder vom Patienten im Kleidungskontakt berichtet, Schmerzen auslösen kann, spricht man von einer Allodynie, in diesem Fall von einer dynamischen Allodynie.

Dies erklärt sich dadurch, daß in der langfristigen pathophysiologischen Auswirkung neuropathischer Schmerzen auch A-beta-Mechanoafferenzen, die eigentlich nur Berührungsreize aufnehmen und weitergeben können, ihre Afferenz an schmerzverarbeitende Hinterhornneurone weiterleiten und damit das Phänomen der schmerzhaften Berührungsempfindung auslösen (Allodynie). Deshalb ist die Allodynie immer ein Hinweis auf ein morphologisch-strukturell sich manifestierendes Substrat der Schmerzchronifizierung und eine in ihren Auswirkungen therapeutisch schwierig zu beeinflussende Symptomkonstellation, da eine Reversibilität initial meist noch möglich ist, jedoch diesbezüglich die Chancen mit zunehmender Schmerzdauer sinken.

Wird die vorliegende Sinnesmodalität "Schmerz" in ihrer Ausprägung verstärkt wahrgenommen, spricht man von einer Hyperalgesie. Ein Nadelstich, der per se schon eine leichte Schmerzempfindung auslöst, wird als starker Schmerz empfunden.

Viele Patienten mit neuropathischen Schmerzen klagen unabhängig von der anatomischen Lokalisation über brennende Spontanschmerzen, die oberflächlich angegeben werden, sogenannte Dys-

ästhesien. Hiervon zu unterscheiden sind provozierte Schmerzen (z.B. die genannte Allodynie).

Inwieweit das klinische Symptombild uniform mit bestimmten spezifischen Mechanismen der Schmerzwahrnehmung korreliert und sich hieraus spezifische therapeutische Konsequenzen ableiten lassen, ist Gegenstand aktueller Forschungsbemühungen, ohne daß sich bislang eine spezifische mechanismenorientierte Therapie abzeichnen würde.

9.4.3. Ein Schmerz - viele Ursachen !

Wie sich aus Tab 9.1 ergibt, sind sehr viele und auch häufige Krankheitsbilder an der Ätiologie neuropathischer Schmerzen beteiligt. Eben immer dann, wenn schmerzverarbeitende oder -leitende Strukturen eine Läsion erfahren, können neuropathische Schmerzen die Folge sein. Die Ursachen reichen von erregerbedingten Destruktionen nervöser Strukturen (z.B. postzosterische Neuralgie), über degenerative Prozesse (z.B. Polyneuropathien), iatrogene Läsionen (z.B. Postnukleotomie-Syndrom) bis hin zu entzündlichen und ischämischen Schädigungen des peripheren oder zentralen Nervensystems.

Ohne im Detail auf die nicht in aller Vollständigkeit erfaßbaren klinischen Ursachen neuropathischer Schmerzen eingehen zu wollen, ist die exakte differentialdiagnostische ätiologische Zuordnung eines Schmerzsyndroms unbedingt notwendig, wenn man therapeutisch erfolgreich sein will. Hierbei gilt im allgemeinen die Regel, daß mit der zunehmenden Chronifizierungsdauer neuropathischer Schmerzen die Bedeutung psychosozialer Einflußfaktoren auf die Schmerzunterhaltung und -ausprägung zunimmt und der günstige Einfluß pharmakotherapeutischer und invasiver Verfahren abnimmt.

Unter Umständen ist in den therapeutischen Überlegungen zu berücksichtigen, daß ein gemischtes Schmerzsyndrom mit nozizeptiver Komponente vorliegt, z.B. beim sogenannten Postnukleotomie-Syndrom, bei dem neben dem im Vordergrund stehenden neuropathischen Schmerz und begleitenden prognostisch sich ungünstig auswirkenden psychosozialen Einflußfaktoren (Arbeitsumfeld, affektive Befindlichkeit) auch ein entzündlicher Einfluß auf das Schmerzgeschehen vorliegen kann (periradikuläre Vernarbungen, immunologische Reaktion auf allogenes Bandscheibengewebe) und somit eine antientzündliche Begleittherapie rechtfertigt (Kortikoide, Antiphlogistika).

9.4.4. Die Therapie fällt aus dem "Schema" (WHO-Stufenschema)

Das WHO-Stufenschema, das eigentlich für die Tumortherapie entwickelt wurde, wird leider oft erfolglos bei neuropathischen Schmerzsyndromen angewendet. Antiphlogistika, wie z.B. das weitverbreitete Diclofenac, das sich in der Stufe 1 nach WHO findet, sind in der Therapie neuropathischer Schmerzen von untergeordneter Bedeutung. Es sind vielmehr die sogenannten Adjuvantien des WHO-Stufenschemas (Antikonvulsiva und Antidepressiva), welche als Therapeutika der ersten Wahl einzusetzen sind, gefolgt von den Opiaten.

Der Einsatz von Antidepressiva ist immer noch mit sehr vielen Vorurteilen sowohl beim verordnenden Arzt als auch beim Patienten verbunden. Eine mögliche Stigmatisierung des Schmerzpatienten als "psychisch Kranker" wird häufig mißverständlich so empfunden und ist der Compliance erheblichst abträglich. Nur die sachgerechte Information des Patienten, daß das Antidepressivum als "Analgetikum" eingesetzt wird und man seinen Zustand nicht unbedingt als alleinigen Ausdruck einer psychischen Erkrankung versteht, trägt in der therapeutischen Interaktion zum Verständnis und zum konsekutiven Behandlungserfolg bei. Dabei ist zu beachten, daß in der Schmerztherapie die "klassischen" trizyklischen Antidepressiva in einer relativ niedrigen Dosierung, zumeist unterhalb der antidepressiven Schwelle, eingesetzt werden und die neueren antidepressiven Substanzen (die spezifischen Serotonin-Rückaufnahmehemmer) offensichtlich keinen wesentlichen Stellenwert in der Schmerztherapie besitzen. So wird das in dieser Indikation gebräuchlichste Antidepressivum Amitriptylin in einer Dosierung von 10-100 mg eingesetzt, aber auch alle anderen Substanzen aus der Reihe der Trizyklika sind wirksam. Hierbei sind einige Nebenwirkungen zu beachten, die den Einsatz dieser Substanzen limitieren. Darauf wurde schon im Kapitel "Antidepressiva in der Schmerztherapie" (Kap. 7.) hingewiesen. Vornehmlich anticholinerge Wirkeigenschaften führen zu Unverträglichkeitsreaktionen. Nicht nur der trockene Mund und Harnentleerungsstörungen, sondern auch die nicht unerhebliche Kardio-toxizität dieser Substanzen mit Auswirkungen auf das Reizgenerierungs- und -leitungssystem des Herzens sind hier zu nennen. Orthostasereaktionen sind insbesondere beim schon sturzgefährdeten älteren Patienten zu beachten. Die sedierende Wirkung ist oft hilfreich bei begleitenden Schlafstörungen.

Durch den möglichen Einsatz von modernen kombinierten "dualen", d.h. spezifisch sowohl die Serotonin- als auch die Noradrenalin-Wiederaufnahme hemmende Wirkstoffe (z.B. Mirtazapin, Venlafaxin oder Duloxetin) zeichnen sich jedoch auch besser verträgliche Alternativen zur Behandlung des neuropathischen Schmerzes ab.

Unter den Antikonvulsiva ist das Carbamazepin gut etabliert in der Therapie neuropathischer Schmerzen. Seit langem ist seine ausgezeichnete Wirkung bei paroxysmalen Schmerzzuständen, wie z.B. der Trigeminusneuralgie bekannt, aber auch darüber hinaus bei dauerhaften Schmerzzuständen. Entscheidend ist die ausreichende Dosierung, die meist therapeutisch im höheren Dosisbereich liegt (bis 1200 mg/die Retardmedikation).

Hier zeigen sich nun auch Grenzen des Einsatzes durch Nebenwirkungen wie Schwindel, Erbrechen und Ataxie. Auch Blutbildveränderungen sind möglich, ebenso Arzneimittelinteraktionen durch die Induktion des Cytochrom P 450-Systems in der Leber.

Ein sehr viel besseres Verträglichkeitsprofil weist Gabapentin auf, welches rein renal eliminiert wird und aktuell die Zulassung für alle neuropathischen Schmerzustände erhalten hat. Auch bei Gabapentin ist auf die ausreichende Dosierung zu achten, um einen therapeutischen Effekt erzielen zu können, die initial auftretende Sedierung läßt nach 1-2 Wochen nach, sollte jedoch zum langsamen Aufdosieren führen, um die Compliance des Patienten zu erhalten.

Umfangreiche Publikationen zur Wirksamkeit des zentralen Calcium-Kanal-Blockers Pregabalin haben zur Zulassung in der Indikation "periphere neuropathische Schmerzen" geführt (Finnerup et al. 2005, Freynhagen et al. 2005, Richter et al. 2005, Lesser et al. 2004, Rosenstock et al. 2004, Sabatowski et al. 2004, Dworkin et al. 2005).

Bemerkenswert und in der Behandlung chronischer Schmerzpatienten sicherlich sehr vorteilhaft ist die mit dieser Substanz erzielbare Anxiolyse.

Auch in der Behandlung der Fibromyalgie zeichnet sich ein erfolgreiches Einsatzgebiet ab (Crofford et al. 2005).

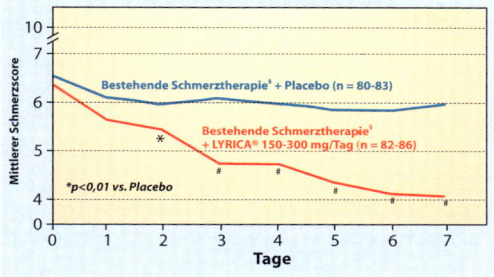

Abb. 9.2: Signifikante Schmerzreduktion bei peripheren neuropathischen Schmerzen innerhalb der 1. Woche (Patienten mit Postzoster-Neuralgie).
§ Patienten, die zu ihrer bestehenden Schmerztherapie (z.B. mit Opioiden, Antidepressiva, NSAR) entweder Placebo oder LYRICA® dazu bekamen.
# Numerische Ratingskala (0-10) nach Dworkin et al. 2003.

Der Einsatz von Opioidanalgetika bei neuropathischen Schmerzen wurde kontrovers diskutiert, jedoch zeichnet sich auch für diese Substanzgruppe eine gute Wirksamkeit bei neuropathischen Schmerzen ab. Wenn die Regeln der modernen Schmerztherapie eingehalten werden (retardierte Präparate, Schmerzspitzenmedikation, Schmerztagebuch) ist bei zumeist guter Verträglichkeit eine substanzspezifische Suchtentwicklung die Ausnahme, kann jedoch wie bei allen anderen Analgetika auftreten.

Der therapeutische Erfolg bei neuropathischen Schmerzen basiert neben anderen ursächlich orientierten Therapiemodalitäten (begleitende psychosoziale und sozialmedizinische Betreuung, physikalische Therapie) auf dem angemessenen Einsatz einer ausgewählten Pharmakotherapie, deren Möglichkeiten in der gegebenen kurzen Abhandlung in vielen Fällen noch zum Erfolg führen kann, wenn man die Kombinationsmöglichkeiten der dargestellten Substanzgruppen nutzt.

Fazit für die Praxis

Dysästhesie, Hyperalgesie und Allodynie können klinische Symptome in der Differentialdiagnostik eines neuropathischen Schmerzsyndroms sein.

Rasches und effektives Handeln ist angezeigt, um eine Schmerzchronifizierung zu vermeiden, um die Ausbildung eines "Schmerzgedächtnisses" zu verhindern.

Effiziente Pharmakotherapie besteht in der Gabe eines Antikonvulsivums oder Antidepressivums, jeweils als Mittel der ersten Wahl, in Monotherapie oder in Kombination.

Mittel- und hochpotente Opiate sind gleichfalls wirksam in der Pharmakotherapie neuropathischer Schmerzen, in Kombination mit den obengenannten Mitteln der 1. Wahl oder auch in Monotherapie.

Liegt eine Beteiligung nozizeptiver Schmerzen, z.B. mit entzündlicher Komponente vor, ist auch die zusätzliche Gabe eines Antiphlogistikums therapeutisch hilfreich.

Ätiologie neuropathischer Schmerzen

- 1. Erregerbedingt
  - Borrelien
  - Postzosterische Neuralgie
- 2. Polyneuropathien
  - Distal-symmetrisch
  - Schwerpunktpolyneuropathien
- 3. Mechanische Nervenläsionen
  - Kausalgie (= CRPS II)
  - Radikulopathien
  - Iatrogen
  - Phantomschmerz
- 4. Sympathisch unterhaltene Schmerzen
  - Morbus Sudeck (CRPS I)
- 5. Zentrale Schmerzen
  - Myelonschädigungen
  - Multiple Sklerose
  - Cerebrale Ischämien

Tab. 9.1: Ätiologie neuropathischer Schmerzen.

Pharmakotherapie neuropathischer Schmerzen
Mittel der 1. Wahl

• Trizyklische Antidepressiva
  - Amitriptylin 10-100 mg/die oder
  - Clomipramin 10-75 mg/die

• Selektive Serotonin- und Noradrenalin-Wiederaufnahmehemmer (SSNRI)   - Duloxetin 60-120 mg/die

• Antikonvulsiva
  - Carbamazepin 400-1200 mg/die
  - Gabapentin 600-2400 mg/die
  - Pregabalin 150-600 mg/die

Alternativ Ergänzung eines Opiates
• Naloxon/Tilidin oder Tramadol 100-600 mg/die • Oxycodon 20-80 mg

Tab. 9.2: Pharmakotherapie neuropathischer Schmerzen.

Klinische Symptomatik neuropathischer Schmerzen
• Dysästhesien = Spontane unangenehme Empfindungswahrnehmung • Hyperalgesie = Verstärkte Schmerzempfindung bei per se schmerzhaften Reizen • Allodynie = Schmerzauslösung durch einen Reiz, der normalerweise keinen Schmerz verursacht.

Tab. 9.3: Klinische Symptomatik neuropathischer Schmerzen.

Kasuistik Postnukleotomie-Syndrom

• Patient K.J. 35 Jahre

■ Anamnese

Der 35-jährige, im Straßenbau beschäftigte Patient leidet seit dem 28. Lebensjahr unter rezidivierenden Lumbalgien ohne radikuläre Ausfälle. Im 32. Lebensjahr akute Exazerbation einer bestehenden Lumbago mit begleitendem radikulären Syndrom S1 rechts bei bildgebend korrelierend nachweisbarem Bandscheibenvorfall in Höhe L5/S1. Aufgrund bestehender Paresen der Kennmuskulatur S1 sowie persistierender Schmerzen wurde eine Hemilaminektomie mit Nukleotomie im betroffenen Segment durchgeführt. Die schon präoperativ

bestehende blande Parese der Fußsenkermuskulatur war auch postoperativ noch nachweisbar, die begleitende radikuläre Schmerzsymptomatik hatte sich weitgehend zurückgebildet. Nach orthopädischer Anschlußheilbehandlung erfolgte die Wiederaufnahme der vorherigen Tätigkeit. Jedoch kam es immer wieder zu Arbeitsunfähigkeitszeiten aufgrund wiederauftretender Lumbalgien. Zwischenzeitlich hatte sich auch im psychosozialen Umfeld des Patienten eine Änderung ergeben. Bei schon länger bestehendem Partnerschaftskonflikt kam es zur Scheidung von seiner langjährigen Ehefrau, das Sorgerecht für die 6-jährige Tochter wurde der Mutter zugesprochen.

Aufgrund der persistierenden Lumbalgien ohne sichere radikuläre Ausstrahlung und ohne erneute Akzentuierung der vorbestehenden blanden Paresen wurde eine MRT-Bildgebung der LWS durchgeführt. Radiologisch wurde der Verdacht auf ein Redizidiv eines Bandscheibenvorfalls im Segment L5/S1 gestellt bei begleitender erheblicher Narbenbildung im Segment postoperativ.

Aufgrund dieser Befundkonstellation wurde erneut die Indikation zur Nukleotomie gestellt. Postoperativ zeigte sich keine Rückbildung der vorbestehenden Schmerzsymptomtik, sondern vielmehr noch eine Akzentuierung der vorbestehenden Lumbalgie mit muskulärer Schonhaltung. Eine Arbeitswiederaufnahme im Straßenbau konnte nicht mehr erfolgen, aber auch sitzende Tätigkeiten führten zu einer Schmerzakzentuierung. Nach Abfindung durch seinen Arbeitgeber ist der Patient aktuell arbeitslos, jedoch aufgrund der bestehenden Schmerzsymptomatik nicht vermittlungsfähig. Der Patient kommt 6 Monate nach seiner 2. Operation zur stationären Aufnahme.

■ Befund

Inspektorisch ist eine nahezu aufgehobene LWS-Lordosierung mit palpatorisch erheblichem begleitendem muskulärem Hartspann im LWS-Bereich festzustellen. Die Bewegungsauslenkung der LWS ist erheblich eingeschränkt. Sowohl Gangbild als auch die sitzende Position sind von einer kompensatorischen Fehlhaltung geprägt. Als Residuum eines älteren S1-Syndroms ist ein ASR-Ausfall feststellbar, es ergeben sich keine weiteren Hinweise auf eine erneute radikuläre Symptomatik. Bei Überprüfung nach Lasegue erhebliche paravertebrale Schmerzakzentuierung ohne sichere Wurzeldehnungszeichen.

■ Therapie und Verlauf

Die vorab ambulant durchgeführte Schmerzmedikation mittels Diclofenac 150 mg/Tag sowie die bedarfsweise eingenommene Novaminsulfon-Medikation in Tropfenform zeigten keinen wesentlichen schmerzlindernden Effekt.

Nach vorübergehender Kortikoidmedikation im Hinblick auf eine begleitende entzündliche Wurzelalteration, eine vorübergehende muskelrelaxierende Therapie mit bis zu 200 mg Tetrazepam, erfolgte aufgrund der anzunehmenden neuropathischen Komponente im Sinne eines begleitenden radikulären Schmerzes die Begleitmedikation mit Gabapentin bis 1600 mg sowie die Gabe von Clomipramin 25 mg zur Nacht.

Hierunter ließen sich eine verbesserte muskuläre Funktionalität sowie eine deutliche Reduktion des Ruheschmerzes erzielen. Jedoch nur unter Hinzugabe eines hochpotenten Opiates in Form von Oxycodon 50 mg täglich erfolgte eine mehr als 50 %ige Schmerzreduktion auch unter körperlicher Belastung.

Der Patient wurde ambulant weiter betreut, nach 2 Monaten konnte die Opiatmedikation abgesetzt werden, die Therapie bestand in der Nachsorge 8 Monate nach seiner 2. Operation aus 1600 mg Gabapentin, 25 mg Clomipramin zur Nacht sowie der Gabe eines COX-II-Hemmers aufgrund gastrointestinaler Unverträglichkeit von Diclofenac.

Sozialmedizinisch von Bedeutung ist eine eingeleitete Umschulung zum Bürokaufmann, was auch den Wünschen des Patienten entsprach. Eine begleitende psychische Stabilisierung war feststellbar.

Literatur

Baron, R.: Medikamentöse Therapie bei neuropathischen Schmerzen in "Lehrbuch der Schmerztherapie" von Zenz, Jurna, Wissenschaftliche Verlagsgesellschaft Stuttgart 2001

Wessely, P.: Neuropathische Schmerzen, Springer 2001

Feuerstein, T.J.: Antidepressiva zur Therapie chronischer Schmerzen. Schmerz 11 (1997) 213-226

Sartor, H. und Thoden, U.: Antikonvulsiva bei chronischen Schmerzen. Schmerz 6 (1997) 411-417

Rose, M.A. und Kam, P.C.A.: Gabapentin: pharmacology and ist use in pain management. Anaesthesia 57 (2002): 451-462

Finnerup NB, Otto M, McQuay HJ, Jensen TS, Sindrup SH. Algorithm for neuropathic pain treatment: An evidence based proposal. Pain. 2005 Oct 4; [Epub ahead of print]

Freynhagen R, Strojek K, Griesing T, Whalen E, Balkenohl M. Efficacy of pregabalin in neuropathic pain evaluated in a 12-week, randomised, double-blind, multicentre, placebo-controlled trial of flexible- and fixed-dose regimens. Pain. 2005 Jun;115(3):254-63. Epub 2005 Apr 18

Richter RW, Portenoy R, Sharma U, Lamoreaux L, Bockbrader H, Knapp LE. Relief of painful diabetic peripheral neuropathy with pregabalin: a randomized, placebo-controlled trial. J Pain. 2005 Apr;6(4):253-60

Lesser H, Sharma U, LaMoreaux L, Poole RM. Pregabalin relieves symptoms of painful diabetic neuropathy: a randomized controlled trial. Neurology. 2004 Dec 14; 63(11):2104-10

Rosenstock J, Tuchman M, LaMoreaux L, Sharma U. Pregabalin for the treatment of painful diabetic peripheral neuropathy: a double-blind, placebo-controlled trial. Pain. 2004 Aug;110(3):628-38

Sabatowski R, Galvez R, Cherry DA, Jacquot F, Vincent E, Maisonobe P, Versavel M; 1008-045 Study Group. Pregabalin reduces pain and improves sleep and mood disturbances in patients with post-herpetic neuralgia: results of a randomised, placebo-controlled clinical trial. Pain. 2004 May;109(1-2):26-35

Dworkin RH, Corbin AE, Young JP Jr, Sharma U, LaMoreaux L, Bockbrader H, Garofalo EA, Poole RM. Comment in: Neurology. 2003 Apr 22;60(8):E6-7. Pregabalin for the treatment of postherpetic neuralgia: a randomized, placebo-controlled trial. Neurology. 2003 Apr 22; 60(8):1274-83

Crofford LJ, Rowbotham MC, Mease PJ, Russell IJ, Dworkin RH, Corbin AE, Young JP Jr, LaMoreaux LK, Martin SA, Sharma U; Pregabalin 1008-105 Study Group. Pregabalin for the treatment of fibromyalgia syndrome: results of a randomized, double-blind, placebo-controlled trial. Arthritis Rheum. 2005 Apr;52(4):1264-73

Die spirituelle Dimension von Schmerz

10. Die spirituelle Dimension von Schmerz

10.1. Die Frage nach dem Sinn

Die Zweifel sind im allgemeinen doch groß, daß eine akute oder chronische Erkrankung, und insbesondere eine chronische Schmerzerkrankung, deren eigentliche Kausalität sich möglicherweise nicht erhellen läßt, eine nachvollziehbare Sinngebung darstellt, mehr denn je in einer Zeit, in der doch die allgemeinen Fragen nach der Sinnhaftigkeit des Lebens (und Sterbens) auf Äußerlichkeiten reduziert erscheinen. Und doch beschleichen einen immer wieder Zweifel, ob die Illusion einer Gesellschaft, die Leid um einen hohen Preis zu vermeiden zu sucht, erfüllbar ist.

> Unsere gesamte Alltagsstruktur scheint geradezu daraufhin ausgelegt, wesentlichen Fragen unseres Menschseins auszuweichen.
> Warum und woher kommen wir und was ist der Zweck unseres Daseins hier auf Erden?

Eine oft gestellte Frage und die Versuche, sie zu beantworten, füllen ganze Bibliotheken. Aber der heutige Mensch ist in unserer sogenannten Zivilisationsgesellschaft immer weniger bereit, diese Fragen überhaupt zu stellen oder begnügt sich mit Sinngebern, die "realer" Natur sind. Damit sind weniger materielle Inhalte gemeint, als vielmehr der Versuch, die Weltzusammenhänge und die menschlichen und gesellschaftlichen Bezüge kausal und naturwissenschaftlich erklären zu wollen, dabei bedient man sich der unterschiedlichsten Disziplinen. Von der Atomphysik bis zur Psychosomatik ist alles erlaubt, was dem Menschen das Gefühl gibt, daß es nachvollziehbare Erklärungen für die Erscheinungen dieser Welt gibt.

Das Unerklärbare unseres Seins rückt somit in den Hintergrund und die gegebenenfalls im Hintergrund brennende Flamme der eigentlichen Sinnfrage, soweit sie überhaupt noch wahrgenommen wird, ist erträglicher in der Wahrnehmung.

Als klinisch tätiger Arzt ist man dieser Sinnfrage in besonderem Maße ausgesetzt, ist man doch alltäglich mit dem Versuch beschäftigt, Ordnung und Erklärungen in das komplizierte System "Mensch" zu bringen und ist mit der unglaublichen und offensichtlich auch nicht der Vorstellungkraft phantasievoller Menschen innewohnenden Problematik von der Vielgestaltigkeit menschlicher Leiden konfrontiert.

Zunehmend ergibt sich die Erkenntnis, daß sehr viele Diagnose- und Therapiemechanismen der medizinischen Tradition vornehmlich mit hohem technischen Aufwand, aber auch unter Einbeziehung von Naturheilverfahren und Psychotherapie, dem Zwecke dienen, der eigentlichen Sinnfrage des menschlichen Leids und damit Seins auszuweichen, um uns in einer Sicherheit zu wiegen, daß für die Erscheinungen dieser Welt und damit auch für Krankheiten eine Erklärung zu finden ist und damit auch eine mögliche Lösung.

Die Liste dieser uns in Sicherheit wiegenden Mechanismen ist so lang und umfangreich wie die Geschichte der menschlichen Entwicklung überhaupt.

Aber im täglichen Gespräch mit meinen Patienten erscheint die Frage nach dem Sinn in irgendeiner Form immer wieder am Firmament des Bewußtseins, ob bewußt wahrgenommen oder nicht.

10.2. Der Schmerz im Alter - eine letzte Kommunikationsmöglichkeit?

Die soziale Dimension des Alterns und seiner Auswirkungen ist eine der Herausforderungen der Zukunft, wenn immer mehr alte und hilfsbedürftige immer weniger jüngeren Menschen in der demographischen Entwicklung gegenüberstehen. Schmerz als letzter Hilfeschrei gegen soziale Deprivation, Vernachlässigung, fehlendes Eingebundensein in einen intakten Sozialverband? Der Schmerz der Einsamkeit, der sehr viel stärker sein kann als ein sogenannter somatischer Schmerz, der einer Pharmakotherapie zugänglich ist. Aber was geschieht mit dem älteren immobilen pflegebedürftigen Menschen, der auf eine hochdosierte Opiatmedikation nicht anspricht, dessen Beinschmerz persistiert und dessen mehrfach diagnostizierte osteoporotische und degenerative Gelenk- und Wirbelsäulenveränderungen offensichtlich nicht ursächlich sind. Was sollten wir diesem Menschen für eine Therapie zukommen lassen, der seinen sozialen Schmerz der Vernachlässigung hinausschreit in die Krankenzimmer dieser Welt?

Eine überforderte Pflegemaschinerie, soweit sie denn noch in Zukunft überhaupt zur Verfügung steht, wird diese unsere gesellschaftliche Basis in ihrer Existenz betreffende Frage nicht lösen können. Auch der sicherlich sinnvolle Einsatz von Antidepressiva wird nur einen kleinen Teil dieses heftigen "inneren Schmerzes" beheben können. Deshalb sind wir als Ärzte gefordert, uns auch den sozialen und spirituellen Dimensionen des Symptoms "Schmerz" zu stellen, weil wir wie keine andere Berufsgruppe mit der gesellschaftliche Realität konfrontiert sind und zu dieser Frage Stellung beziehen müssen, um zu einem humaneren Umgang mit unsereren Patienten und uns selbst zu kommen. Aktuell wird die Beantwortung der "letzten Fragen" vornehmlich von Juristen und Verwaltungen geregelt, jedoch auch wir Ärzte müssen Farbe bekennen in der Frage, wie Altern und Sterben als physiologischer Prozeß in Schmerz und Leid zu begleiten und nicht zu bekämpfen sind.

10.3. Die spirituelle Dimension des Schmerzes im Sterbeprozeß

Neben der sehr häufig mit chronischen Schmerzsyndromen verknüpften Sinnfrage: "Warum und wieso ich?", die jeder für sich sehr unterschiedlich beantwortet, ist es für den sterbenden Patienten neben dem somatischen Schmerz die Gewißheit, dem Nichts, der Unendlichkeit im Tod zu begegnen. Dieser in den letzten Stunden oder Tagen dominierende Aspekt des Sterbens ist schmerzhaft und nur im spirituellen Transzendieren der aufgeworfenen Fragen letztlich zu ertragen. Der große innere Schmerz, im Tod seine Individualität zu verlieren, nicht mehr die Person zu sein, die ein ganzes Leben in Kontinuität seiner persönlichen Beziehungen zugebracht hat, ist als spiritueller Schmerz zu bezeichnen, ein existentieller Schmerz, den wir wohl erst in unseren letzten Lebensstunden ergreifen und erleben können. Jedoch auch in diesem letzten Schmerz liegt die Hoffnung auf eine Zukunft, wenn auch eine ungewisse, eine neue Form des Seins oder des zeitlosen Nichtseins in der Ewigkeit. Wie immer wir über unser postmortales Sein oder Nichtsein denken mögen, so liegt es doch an uns als ärztlichen Begleitern in den Tod, diese letzte Sinnfrage zu verstehen und eventuell im Gespräch tröstend aufzugreifen, auch wenn wir sie nicht mit Gewißheit, sondern nur im spirituellen Sinne beantworten können.

Die moderne Medizin hat uns Menschen auch viel genommen, wenn es darum geht, diese Welt würdig zu verlassen. Die Verdrängung der Todesgewißheit hat auch im medizinischen Alltag eine Dimension der Todesverdrängung angenommen, die uns in der Anspruchshaltung vieler Patienten und deren Angehörigen entgegengebracht wird. Das Unvermeintliche wird zum Gegenstand der Gerichte erhoben, die die Gewißheit des Todes jedoch auch nicht durch die Feststellung etwaiger ärztlicher Kunstfehler aufheben können. Nur der Trost und die Annahme dieses vorbezeichneten spirituellen Schmerzes im Tod kann uns den Umgang mit Sterbenden erleichtern und das eigene Erschauern oder die eigene Bestürzung über das Unabwendbare reflektieren lassen und in der Annahme des Sterbeprozesses zu einer adäquaten Betreuung führen.

Literatur

Frankl, V.E.: Der Mensch vor der Frage nach dem Sinn. Piper. 1999

Jakoby, J.: Keine Seele geht verloren. Langen Müller. 2003

Begutachtungs-fragen

11. Begutachtungsfragen

11.1. "Ohne organisches Korrelat!"

Die Begutachtung von Befindlichkeitsstörungen und Schmerzsyndromen mit affektiver Beteiligung gehört zu den besonderen Herausforderungen in der ärztlichen Tätigkeit, insbesondere, wenn Fragen zur Erwerbsfähigkeit anstehen. Da Befindlichkeit, Schmerz und Affekt sich einer direkten Meßbarkeit entziehen, ist die Begutachtungssituation vornehmlich auf Informationen ausgelegt, die sich aus der subjektiven Wahrnehmung des Patienten ergeben. Das mechanisch orientierte monokausale medizinische Problemverständnis stößt an seine Grenzen. Komplexe Zusammenhänge im interdisziplinären Kontext stehen zur Beurteilung an. Die verwirrende Vielfalt vorgebrachter Beschwerden, die häufig und typischerweise fehlende Korrelation zwischen Symptomen und sogenanntem "organischem Substrat oder Korrelat" und die meistens anzutreffende Chronizität führen bei verschiedenen Gutachtern zu sehr unterschiedlichen Leistungseinschätzungen und Beurteilungen.

Da es bislang keine bindenden Qualitätsanforderungen an die begutachtenden Ärzte gibt, obliegt es Zufälligkeiten, mit welcher Qualifikation der beauftragte Gutachter ausgestattet ist.

Obgleich Schmerzsyndrome in ihrer Häufigkeit die Begutachtungs-"Hitliste" anführen, sieht man jedoch sehr häufig in den von den Rentenversicherungsträgern oder den Sozialgerichten beauftragten Gutachten eine fehlende oder nicht angemessene Würdigung der angesprochenen Problematik. Dies hängt damit zusammen, daß bei zur Beschwerdesymptomatik fehlenden korrelierenden morphologischen Normabweichungen ohne Nachweis einer schwerwiegenden psychischen Erkrankung die bestehende Leistungseinschränkung eher unterschätzt, in vielen Fällen immer noch negiert wird, bei belegbaren organischen Befunden deren Wertigkeit im Hinblick auf die leistungsmindernden Auswirkungen überzeichnet wird.

11.2. Chronifizierungsfaktor "soziales Sicherungssystem"

Ein z.B. 48-jähriger spezialisierter Mechaniker eines großen Betriebes, der unter einem chronifizierten unspezifischen Rückenschmerz leidet, unterliegt der Gefahr, durch unser soziales Sicherungssystem eine weitere prognostisch ungünstige Chronifizierung zu erleiden. Die meist schon durch iatrogene Chronifizierungsfaktoren (Fixierung auf pathologische bildgebende Befunde, fehlende Berücksichtigung psychosozialer Einflußfaktoren) komplizierte Vorgeschichte erfährt beispielhaft eine erneute Belebung durch den Aufenthalt in z.B. einer vom Rentenversicherungträger finanzierten Reha-Klinik. Eine hier attestierte eingeschränkte Leistungsfähigkeit für schwere Arbeiten führt entweder zu länger anhaltender Arbeitsunfähigkeit oder zu einer innerbetrieblichen Umsetzung, wenn der Arbeitnehmer überhaupt diese Möglichkeit erhält. Meistens handelt es sich dann um weniger qualifizierte Tätigkeiten mit geringerer sich daraus ergebender Arbeitsmotivation oder -zufriedenheit. Die hieraus resultierende Kränkung und fehlende Bestätigung der eigenen Leistungfähigkeit führt nun nicht dazu, daß sich der Betreffende eine neue Aufgabe oder ein anderes Betätigungsfeld sucht, sondern unter dem Gesichtspunkt der Beibehaltung und Wahrung von sicherlich begründbaren sozialen Sicherungsaspekten (Kündigungsschutz etc.) zur Beibehaltung der zugewiesenen Position mit allen negativen Konsequenzen. Die sich akzentuierende Chronifizierungs- und Erkrankungsproblematik mit über 1,5 Jahre sich insgesamt erstreckender Arbeitsunfähigkeit führt dann zur Aussteuerung durch die Krankenkasse und in die konsekutive Arbeitslosigkeit. Eine Vermittelbarkeit über das zuständige Arbeitsamt des mittlerweile chronisch kranken Schmerzpatienten entfällt, auch für sogenannte leichte Tätigkeiten. Die weitere durch unsere sozialen Sicherungssysteme eigentlich intendierte Vermeidung sozialen Abstiegs hat begonnen und mündet dann mit einem Rentenantrag in ein Rentenverfahren, welches durch die zumeist langjährige Dauer einschließlich eines zermürbenden Sozialgerichtsverfahrens in ein prognostisch endgültig infaustes Schmerzresiduum mit gänzlich fehlender therapeutischer Beeinflußbarkeit führt.

Was vielleicht irgendwann harmlos mit einem banalen Rückenschmerz begann, kann im absoluten sozialen Abseits und in einer auch medizinischen

Tragödie mit therapierefraktären Schmerzen mit schwerster Depression enden.

Erstaunlicherweise interessieren sich die Institutionen, die ein vitales Interesse daran haben müßten, frühzeitig solchen exemplarischen Verläufen entgegenzuwirken, nämlich die Rentenversicherungsträger, kaum für die effektive Prophylaxe und Therapie von Schmerzsyndromen im Akut- oder Frühstadium, obgleich alles darauf hinweist, daß eine frühzeitige therapeutische Intervention sich langfristig auszahlen würde. Auch die gesetzlichen Krankenversicherungen sind nicht in der Lage, im Interesse ihrer Versicherten frühzeitig effektive Behandlungsprogramme anzubieten bzw. deren Durchführung zu unterstützen, obgleich deren Wirksamkeit wissenschaftlich gut belegt ist (siehe auch Göttinger Rückenintensivprogramm, Hildebrandt 1996).

Jedem klinisch tätigen Arzt ist die Tatsache geläufig, daß man einem Patienten, der sich in einem laufenden Sozialgerichtsverfahren zur Frage der Erwerbsunfähigkeit befindet oder eine Zeitrente erhält, therapeutisch kaum etwas Gutes tun kann. Ungeachtet dessen ziehen sich diese Verfahren oft über mehrere Jahre hin mit den verhängnisvollen Chronifizierungsfolgen, die wir alle in unseren Praxen und Kliniken sehen, wohl wissend, daß eine Unmenge an Geld und Ressourcen sinnloserweise nur dem Zweck geopfert wird, eine durchaus iatrogen und behördlich vor dem Hintergrund einer bestimmten Persönlichkeitsstruktur getriggerte Entschädigungshaltung und -forderung zu unterhalten. Die dicken Tüten mit hunderten von Röntgen-, MRT- und CT-Bildern geben ein Zeugnis von erschütternd sinnloser Medizin, die im Schatten unseres Sozialsystems gedeiht und insbesondere unseren Patienten schadet, die häufig ein "Kränkungsmartyrium" durchlaufen. Die Konfrontation unserer Patienten mit diesen Zusammenhängen gestaltet sich sehr schwierig, da dann das Mißverständnis des Simulantentums oder der Aggravation von seiten des Patienten mit konsekutivem Behandlungsabbruch resultiert. Die Tatsache, daß das Entschädigungsverfahren selbst die Beschwerden unterhält, ist in praxi kaum zu vermitteln, da die fehlerhafte Interpretationen von allen Beteiligten nur dazu führt die Kränkungsspirale des Patienten weiter eskalieren zu lassen.

Der sozialpolitische Sprengstoff ist nicht unerheblich, der sich hinter der Lösung des dargelegten Problemfeldes verbirgt.

Man müßte die strikte Trennung von Kostenträgern in der Leistungserbringung zur medizinischen Rehabilitation aufheben, effektive Präventionsprogramme mit Berücksichtigung des psychosozialen Hintergrundes und insbesondere unter Berücksichtigung des berufliches Umfeldes postakut (schon nach 4 Wochen Erkrankungsdauer) wegweisend einsetzen. Die ambulante Rehabilitation müßte eindeutig vor stationären Behandlungsmaßnahmen stehen. Der sich selbst unterhaltende Verwaltungsapparat sowohl der Krankenkassen als auch der großen Sozialversicherungsträger einschließlich der sich als Anwalt der Arbeitnehmer verstehenden Gewerkschaften und den von ihren unterhaltenen Rechtsvertretungen sind jedoch weit entfernt davon, entsprechende Schritte in eine solche Zukunft zu beschreiten. Eine der wenigen erkennbaren Aktivitäten aktuell sind vom Medizinischen Dienst der Krankenversicherungen ausgehend, der sich bemüht, die stationäre Schmerztherapie durch Kürzung der Aufenthaltstage in sinnvoller Durchführung ad absurdum zu führen, indem auf ambulante Möglichkeiten der Schmerztherapie verwiesen wird, deren Infrastruktur jedoch de facto nicht existent ist.

11.3. Erwerbsunfähig durch die Diagnose? Die Begutachtung zur Frage der Erwerbsfähigkeit

Nicht die Diagnose entscheidet über die Leistungsfähigkeit eines Patienten, sondern die sich aus einer Diagnose ergebende Leistungsminderung.

Dieser Grundsatz stellt die entscheidende und sachgerecht durchzuführende differentialdiagnostische Diskussion im Rahmen einer Begutachtung zur Erwerbsfähigkeit nicht in Frage, relativiert jedoch die Wertigkeit der diagnostischen Festlegung im Hinblick auf die Fragen der Leistungsfähigkeit eines zu begutachtenden Patienten.

Am Beispiel der Begutachtung zur Frage der Erwerbsfähigkeit soll dargelegt werden, wie sich die Auswirkung einer Erkrankung ohne wesentliches morphologisches Korrelat oder bei bestehenden schwerwiegenden Befindlichkeitsstörungen auf die Beurteilung der Leistungsfähigkeit auswirkt.

11.4. Neue Rechtsprechung seit 01.01.2001

Durch Neufassung des § 43 des Sozialgesetzbuches VI ist die zuvor noch übliche Gewährung einer sogenannten Berufsunfähigkeitsrente aufgehoben. Im neuen Rentenrecht ist die alte Berufsunfähigkeitsrente zumindest angedeutet durch die Gewährung einer Rente wegen verminderter Erwerbsfähigkeit ersetzt worden. Auf die älteren Regelungen sei wegen fehlender Relevanz jetzt nicht mehr im Detail eingegangen, sie sind den entsprechenden Darstellungen in der Fachliteratur zu entnehmen.

Bei einem Leistungsvermögen von über sechs Stunden täglich besteht nach der neuen Rechtsprechung kein Anspruch auf Erwerbsminderungsrente. Bei einem Restleistungsvermögen von drei bis sechs Stunden wird von einer teilweisen Erwerbsminderung ausgegangen und ein Leistungsvermögen unter drei Stunden bedingt volle Erwerbsminderung. Weitere qualitative Einschränkungen unabhängig von zeitlichen Restriktionen sind zu beschreiben, z.B. ob schwere körperliche Arbeiten verrichtet werden können oder ob weitere Einschränkungen vorliegen (neben der körperlichen Belastbarkeit sind Fragen der eingeschränkten Konzentration oder geistigen Belastbarkeit von Bedeutung).

In der Beurteilung des Ausmaßes der Leistungsminderung ist eine abstrakte Betrachtungsweise und Beurteilung vorzunehmen, die konkrete Arbeitsmarktsituation ist nicht zu berücksichtigen.

11.5. Die eingeschränkte Funktion

Sozialmedizinische Gutachten setzen neben den aktuellen medizinischen Diagnosen Funktionsdiagnosen voraus, in denen die entsprechenden Funktionseinschränkungen nicht nur zu benennen, sondern auch ausführlich zu beschreiben und in ihrem Behinderungs- und Leistungskontext ausführlich zu erörtern sind. Hierfür benötigt man eine umfangreiche Anamnese, die günstigstenfalls eine Fremdanamnese einschließt. Die Krankenbeobachtung sowohl während der Exploration als auch während der Untersuchung liefert wertvolle Hinweise auf eine Kongruenz der beklagten Beschwerden und der sich hieraus ergebenden Be-

hinderung. Die Einschränkungen im privaten Alltagsleben liefern ein weiteres Indiz für die Beeinträchtigungen, die sich aus einer Erkrankung ergeben. Aus der Längsschnittanamnese ist in Erfahrung zu bringen, welche therapeutischen Schritte und Anstrengungen der Betroffenen schon unternommen hat, um den bestehenden Krankheitszustand zu überwinden. Damit sind am wenigsten die meist zwangsverordneten Rehamaßnahmen der Rentenversicherungträger gemeint, dies kann neben dem selbstfinanzierten Besuch des Heilpraktikers auch die Inanspruchnahme einer Psychotherapie sein, die aus eigener Motivation heraus in Angriff genommen wurde. Die Ausrichtung und Strukturierung des täglichen Lebensablaufes nach einer Beeinträchtigung ist zu erfassen und in ihrer Bedeutung zu interpretieren. Daß es sich hierbei um kein leichtes Unterfangen handelt ist klar, aber das Erkennen, inwiefern Simulationstendenzen oder auch Aggravation in eine Anamnese einfließen, gelingt dem erfahrenen Gutachter. Voraussetzung hierfür ist ausreichend Zeit, ein mindestens 2-stündiges Anamnesegespräch ist notwendig, um einen Patienten in seiner Berufs- und Alltagssituation angemessen beurteilen zu können. Nur so ist die Frage nach der sogenannten "zumutbaren Willensanspannung" zur Überwindung eines bestehenden Krankheitszustandes, wie sie in der sozialmedizinischen Literatur diskutiert wird, zu beantworten (Aschoff 1991).

Bei dem Terminus "zumutbare Willensanspannung" handelt es sich deshalb um eine problematische Begrifflichkeit und so wird sie auch immer in Anführungszeichen zitiert, da der Wille keine naturwissenschaftlich meßbare Größe und deshalb kaum erfaßbar ist, insbesondere deshalb nicht, da es sich um eine nur im subjektiven Erleben angesiedelte Befindlichkeitsstörung handelt, die der Beurteilung schwer zugänglich ist. Gemeint ist jedoch die Einschätzung von seiten des Gutachters, ob der zu begutachtende Patient aufgrund nicht selbst zu beeinflußender unbewußter Einflußfaktoren, z.B. einer schwerwiegenden psychischen Erkrankung oder inneren unkorrigierbaren Fehlhaltungen in der Lage ist, sein gesundheitliches Befinden zu verbessern und damit seine Leistungsfähigkeit wiederherzustellen.

Allgemeine Indizien

- Unbeobachtetes Gangbild: Schnelligkeit und Ablauf der Bewegungen, Mitschwingen der Arme
- Spontanmotorik: spontane Kopfdrehungen und Greifbewegungen, Haltung
- Fähigkeit zum Stillsitzen: entlastende Körperbewegungen, Aufstehen während der Exploration, Zeitdauer unveränderter Sitzposition
- An- und Auskleiden: Flüssigkeit des Bewegungsablaufs im Stehen oder Sitzen, Bückfähigkeit, Benutzung beider Hände, Aggravationshinweise
- Handverschwielung: Hinweise auf körperliche Aktivitäten

Indizien anhand des Tagesablaufes

- Schlaf: Einschlafen, Dauer, Häufigkeit des nächtlichen Aufstehens, Schlaf tagsüber?, Schlafqualität
- Aufstehen: wann, wer macht Frühstück
- Körperpflege: Haare waschen ohne Hilfe, wie oft?
- Tätigkeiten im Haushalt: Größe der Wohnung, wer kocht, putzt, kauft ein, Treppensteigen erforderlich?
- Hobbies: Briefmarken sammeln, Gartenarbeit, Stricken, Kreuzworträtsel lösen usw.
- Soziale Aktivitäten: Vereinsleben, Stammtisch, Skatabende, Chor usw.
- Sexuelle Aktivitäten: wann zuletzt, wie oft?
- Sport: Radfahren, Kegeln, Wandern usw.
- Urlaub: wann zuletzt, wo, Beförderungsmittel, benötigte Fahrtpausen?, körperliche Aktivitäten (Ski fahren etc.)
- Spaziergänge: wie lange, wohin, mit wem?
- Behandlungen: Häufigkeit von Besuchen bei Ärzten und Therapeuten, wie dorthin gekommen?
- Autofahren: selbst Auto fahrend, welche Strecken?

Indizien anhand der Schmerzschilderung

- Schilderung: adäquat, vage, distanziert, angemessen?
- Lokalisation: umschrieben, segmental, diffus?
- Häufigkeit: dauernd, bereits beim Aufwachen, schmerzfreie/-arme Zeiten?
- Intensität: stechend, drückend, dumpf, bohrend?
- Körperhaltungsschwierigkeiten: im Sitzen, Stehen, Gehen, Liegen?
- Tätigkeitsabhängigkeit: bei der Arbeit, am Wochenende, im Urlaub?
- Schmerzmitteleinnahme: was, wie oft, wie lange, Besserung unter Medikation (bzw. Alkohol)?

Ergänzende Indizien zum Ausschluss einer hirnorganischen Störung

- Konzentrationsfähigkeit während Exploration
- Merkfähigkeit für Altbekanntes: Geburtsdatum, Straße und Hausnummer, Telefonnummer, Hochzeitstag, Vornamen der Eltern und Geschwister, Geburtsname der Mutter
- Merkfähigkeit für Wichtiges: Chronologie des Arbeitslebens
- Merkfähigkeit für Routinedinge: Arbeitsabläufe
- "Simulationstests"

Tab. 11.1: "Indizienliste" zur Beurteilung des beruflichen Leistungsvermögens von Probanden mit somatoformen Störungen (modifiziert nach Aschoff und Widder 1995).

Schmerz und begleitende depressive Verstimmungszustände sind mit die häufigsten Symptome, die im Rahmen einer Erwerbsfähigkeitsbegutachtung geäußert und als im Vordergrund der Behinderung stehend angesehen werden. Deshalb ist die Bedeutung der angemessenen Beurteilung so groß. Aussagen wie: "Schmerzausprägung und morphologisch dokumentierter Befund sind nicht korrelierend und deshalb das Ausmaß der Beschwerdeschilderung des Patienten nicht nachvollziehbar" müssen der Vergangenheit angehören und können nicht Gegenstand eines ernstzunehmenden Gutachtens sein.

Obgleich bei den meisten Schmerzsyndromen Erwerbsfähigkeit gegeben ist, unter der Vorraussetzung der Wahrnehmung einer adäquaten Therapie und unter Berücksichtigung der sich aus der Schmerzsymptomatik ergebenden Einschränkungen, können jedoch chronisch Schmerzkranke in einen Zustand kommen, in dem der Schmerz in einem Ausmaß lebens- und alltagsdominierend wird, so daß dauerhaft auch keine geringfügigen Einkünfte auf dem allgemeinen Arbeitsmarkt erzielt werden können.

Leider ist die Qualifikation der ärztlichen Gutachter sehr unterschiedlich hinsichtlich klinischer Erfahrung und auch hinsichtlich rechtlich-formaler Kenntnisse. So sieht man es leider immer wieder, daß die Frage nach der Erwerbsfähigkeit mit einer Minderung der Erwerbsfähigkeit, wie sie im Unfallversicherungsrecht einzuordnen ist, mit einer Prozentangabe fälschlicherweise beantwortet wird und sich der Gutachter damit bar jeglicher sozialrechtlicher Kenntnisse "outet".

11.6. GdB und MdE

Der Begriff "Grad der Behinderung" (GdB) bezieht sich ausschließlich auf das Schwerbehindertenrecht und ist ohne Prozentangabe festzulegen. So heißt es z.B. GdB von 50 im Sinne einer finalen Betrachtungsweise aller behindernden Umstände, hingegen in der Unfallversicherung findet die "Minderung der Erwerbsfähigkeit" (MdE) Anwendung, die in z.B. 50 v.H. (von Hundert) prozentual ausgedrückt wird und sich kausal auf ein ursächliches Ereignis bezieht, dessen Schädigungsfolge zur Beurteilung ansteht. Um das Schädigungsausmaß quantifizieren zu können, muß sich der Gutachter an den Anhaltspunkten für die ärztliche Gutachtertätigkeit im sozialen Entschädigungsrecht und nach dem Schwerbehindertengesetz in aktueller Ausgabe von 1996 orientieren, die das Bundesministerium für Arbeit und Sozialordnung herausgegeben hat. In diesem Werk ist u.a. eine umfassende GdB/MdE-Tabelle enthalten, die zwar keinen Gesetzescharakter hat, aber als Grundlage der Entscheidung herangezogen werden muß.

> Behinderung im Sinne des Schwerbehindertengesetztes (SchwbG) ist im Gesetzestext definiert (§ 1 Abs. 1)
> "Behinderung im Sinne dieses Gesetzes ist die Auswirkung einer nicht nur vorübergehenden Funktionsbeeinträchtigung, die auf einem regelwidrigen, körperlichen, geistigen oder seelischen Zustand beruht, der von dem für das Lebensalter typischen abweicht. Als nicht nur vorübergehend gilt ein Zeitraum von mehr als sechs Monaten. Bei mehreren sich gegenseitig beeinflußenden Funktionsbeeinträchtigungen ist deren Gesamtauswirkung maßgeblich."

Sehr häufig werden doch der Allgemeinarzt, der Schmerztherapeut oder auch alle anderen Facharztrichtungen nach Bescheinigungen gefragt zur Vorlage beim Versorgungsamt, welches über den Grad der Behinderung und eventuell zutreffende sogenannte Merkzeichen (z.B. aG = außergewöhnlich gehbehindert) entscheidet. In diesen Bescheinigungen findet man dann häufig radiologische Befunde über Bandscheibenvorfälle, Protrusionen und degenerative Wirbelsäulenveränderungen, die dem Patienten den Eindruck vermitteln, krank zu sein, jedoch in der Beurteilung des Ausmaßes seiner Funktionseinschränkung keine allzu große Relevanz besitzen. Die Ablehnung eines erwarteten Grades der Behinderung wird nun zumeist als sehr ungerecht empfunden, da der Antragsteller doch unter Beschwerden leidet, die ihm die Behörde jedoch offensichtlich nicht zugesteht.

Man könnte viele Kränkungen und Mißverständnisse vermeiden, wenn man den Patienten schon im Vorfeld der Antragstellung darüber informiert, daß das Versorgungsamt nicht darüber entscheidet, ob jemand Beschwerden hat, sondern nur darüber, ob es sich um eine dauerhafte, über das Altersmaß hinausgehende Funktonsbeeinträchtigung handelt. Die Feststellung eines Grades der Behinderung führt dann zu der fatalen Schlußfolgerung, daß nun auch die berufliche Leistungsminderung betroffen sei und eine Berentung sich hierdurch legitimieren lasse, obgleich GdB und Erwerbsfähigkeit nichts miteinander zu tun haben, da sich der GdB explizit an Auswirkungen auf das alltägliche Leben orientiert.

So haben auch hier unsere sozialen Sicherungsvorkehrungen eine scheinbar verwirrende Vielfalt geschaffen, die zu reichhaltigen Mißverständnissen und Fehlinterpretationen Anlaß sein können, und damit die subjektive Weltsicht des Schmerzkranken noch mehr in die Position des "ausgelieferten und passiven ungerecht Behandelten" führen und damit sein Leiden vergrößern können. Damit soll nicht die Notwendigkeit der aktuellen Sozialgesetzgebung in Abrede gestellt werden, handelt es sich doch um eine wichtige Institution unseres gesellschaftlichen Miteinanders, jedoch sollten in kritischer Distanz die Fallstricke, die sich aus ihr ergeben, zum Vorteil und nicht Nachteil (weil potentiell die Chronifizierung fördernd) unserer Patienten im sozialmedizinischen und schmerztherapeutischer Hinsicht führen.

Zu wesentlichen Kausalitätsbegriffen im Zusammenhang mit dem Unfallversicherungsrecht sowie weiteren Details der sachgerechten Begutachtung sei auf die weiterführende Literatur verwiesen.

Literatur

Hildebrandt, J., Pfingsten, M., Franz, C., Seeger, D., Saur, P.; Das Göttinger Rücken Intensiv Programm (GRIP) Teil 1: Ergebnisse im Überblick. Der Schmerz 10, 190-203 (1996)

Hausotter, W.: Begutachtung somatoformer und funktioneller Störungen. Urban & Fischer 2002

Aschoff, J.C.: Zur Frage der "zumutbaren Willensanspannung" bei der Überwindung eines Leidens. Versicherungsmedizin 43:5-9 (1991)

Widder, B., Aschoff, J.C.: Somatoforme Störung und Rentenantrag: Erstellen einer Indizienliste zur qualitativen Beurteilung des beruflichen Leistungsvermögens. Med. Sach. 91: 14-19 (1995)

Rauschelbach, H.-H., Jochheim, K.-A., Widder, B. (eds.): Das neurologische Gutachten. Thieme 2000

Anhaltspunkte für die ärztliche Gutachtertätigkeit im sozialen Entschädigungsrecht und nach dem Schwerbehindertenrecht. Bundesministerium für Arbeit und Sozialordnung. 1996

Index

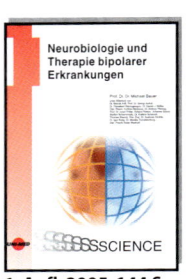
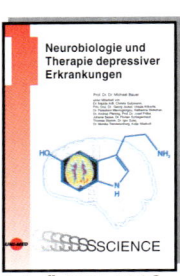
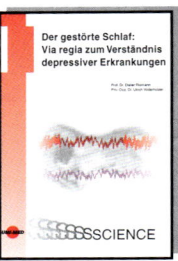
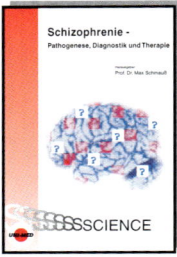
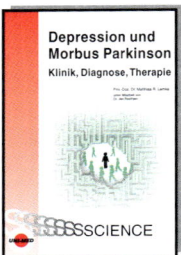
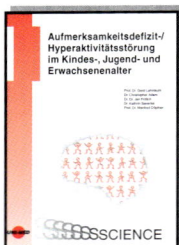
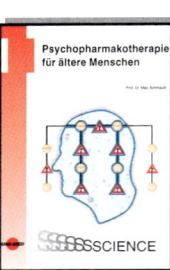
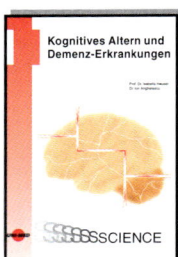
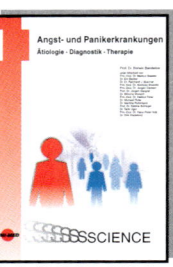
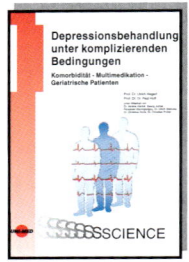
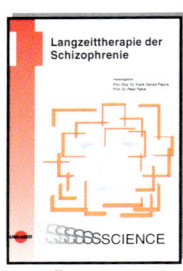
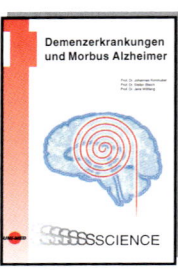
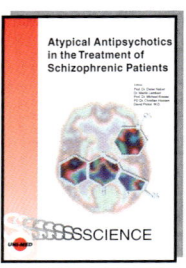
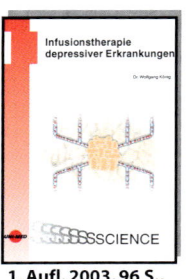
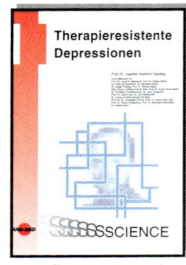
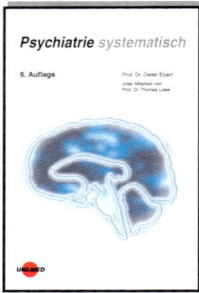
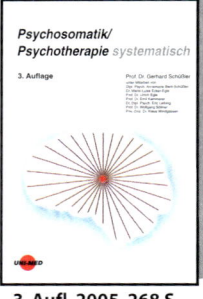
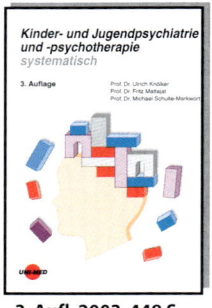
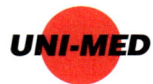